国家级特色专业建设项目
国家级实验教学示范中心建设成果
高等院校临床医学专业实践类教材系列

病原生物学与免疫学实验教程

Experiments for Pathogenic Biology and Immunology

主　编　吕　刚　夏乾峰　常彩红

副主编　伍丽娴　裴　华　王永霞

编　者　（以姓氏笔画为序）

王永霞　王　英　吕　刚

伍丽娴　李丽花　吴　琳

陈锦龙　夏乾峰　常彩红

裴　华

U0276817

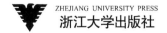

ZHEJIANG UNIVERSITY PRESS
浙江大学出版社

图书在版编目（CIP）数据

病原生物学与免疫学实验教程 / 吕刚，夏乾峰，常彩红主编.
—杭州：浙江大学出版社，2013.4（2020.9重印）
ISBN 978-7-308-11061-7

Ⅰ.①病⋯　Ⅱ.①吕⋯　②夏⋯③常⋯　Ⅲ.①病原微生物－
实验－医学院校－教材②免疫学－实验－医学院校－教材
Ⅳ.①R37-33②R392-33

中国版本图书馆 CIP 数据核字（2013）第 014398 号

病原生物学与免疫学实验教程

吕　刚　夏乾峰　常彩红　主编

责任编辑	阮海潮
出版发行	浙江大学出版社
	（杭州市天目山路 148 号　邮政编码 310007）
	（网址：http://www.zjupress.com）
排　版	杭州中大图文设计有限公司
印　刷	嘉兴华源印刷厂
开　本	787mm×1092mm　1/16
印　张	12.25
字　数	298 千
版 印 次	2013 年 4 月第 1 版　2020 年 9 月第 12 次印刷
书　号	ISBN 978-7-308-11061-7
定　价	35.00 元

高等院校临床医学专业实践类教材系列
编写说明

　　海南医学院组织编写的这套临床医学专业五年制本科实践类教材是一套以岗位胜任力为导向,以实践能力培养为核心,以技能操作训练为要素、统一规范并符合现代医学发展需要的系列教材。这套教材包括《临床技能学》、《临床见习指南》(分为外科学、内科学、妇产科学、儿科学四个分册)、《系统解剖学实验教程》、《形态学实验教程》、《生物化学与分子生物学实验教程》、《病原生物学与免疫学实验教程》、《预防医学实验教程》、《英汉对照妇产科实践指南》,共 11部。本套教材的编写力求体现实用、可操作性等特点。在编写中结合临床医学专业教育特色,体现了早临床、多临床、反复临床的教改思想,在尽可能不增加学生负担的前提下,注重实践操作技能的培养。我们希望通过本套教材的编写及使用,不断探索临床医学实践教学的新思路,为进一步推进医药卫生人才培养模式变革做出新的贡献。

　　本套教材适用于五年制临床医学专业的医学生,同时也是低年资住院医师作为提高工作能力的参考书。

　　限于编写人员的知识水平和教学经验,本套教材一定存在许多错误,敬请各位教师、学生在使用过程中,将发现的问题及时反馈给我们,以便再版时更正和完善。

高等院校临床医学专业实践类教材建设委员会主任

陈志斌

2013 年 3 月

本套教材目录

前　　言

　　病原生物学和免疫学是临床医学专业重要的基础课程,是临床医学专业本科生的必修课。《病原生物学与免疫学实验教程》的编写结合临床医学专业实验教学改革的实际,依据新的培养目标,将医学微生物学实验、人体寄生虫学实验与医学免疫学实验的传统实验内容进行优化整合,是帮助医学生验证病原生物学与免疫学基本理论,理解病原生物致病机制和掌握免疫学与病原学检验与诊断方法的基本原理和基本操作的指导用书。

　　本教材适用于医药卫生院校临床医学专业本科实验教学,也可供青年教师考研和从事科研工作时参考。

　　尽管所有作者在进行材料收集及整理编写的过程中都很尽心努力,但限于我们的水平和经验,书中疏漏甚至错误之处在所难免,恳请广大师生和读者多提宝贵意见。

编　者

2013 年 1 月

目　录

第三篇　医学免疫学实验技术

第一篇　微生物学实验

实验1 显微镜的使用

【实验目的】

    1. 掌握光学显微镜的结构和原理。

    2. 掌握光学显微镜使用方法。

【实验原理】

一、显微镜的基本结构

    普通光学显微镜的构造主要分为两部分:机械部分和光学部分。

    1. 机械系统

    (1)镜座:是显微镜的底座,用以支持和稳定整个镜体。

    (2)镜柱:是镜座上面直立的部分,用以连接镜座和镜臂。

    (3)镜臂:一端连于镜柱,一端连于镜筒,是取放显微镜时手握部位。

    (4)镜筒:连在镜臂的前上方,镜筒上端装有目镜,下端装有物镜转换器。

    (5)物镜转换器:位于镜筒下端的旋转盘,可自由转动,盘上有多个物镜孔。

    (6)载物台:在镜筒下方,用以放置标本,中央有一通光孔;装有玻片标本推进器,推进器左侧有弹簧夹,用以夹持玻片标本,镜台下有推进器调节轮,可调节标本位置。

    (7)调焦装置:是装在镜柱上的大小两种螺旋,可调节物镜和标本之间的焦距。大螺旋称粗调节器,移动时可使载物台作较大幅度的升降,通常在使用低倍镜时,先用粗调节器迅速找到物像。小螺旋称细调节器,移动时可使镜台缓慢地升降,可作精密调焦,一般在高倍镜下使用,可得到清晰物像。

    2. 光学系统

    (1)目镜:装在镜筒的上端,其上刻有"5×"、"10×"或"15×"符号以表示其放大倍数,一般装的是"10×"的目镜。为便于指示图像,镜中装有一根黑丝作为指针。

    (2)物镜:装在镜筒下端的旋转器上,一般有 3～4 个物镜,其中最短的刻有"10×"符号的为低倍镜,较长的刻有"40×"符号的为高倍镜,最长的刻有"100×"符号的为油镜,此外,在高倍镜和油镜上还常加有一圈不同颜色的线,以示区别。在物镜上,还有镜口率(N.A.)的标志,它表示该镜头分辨率的大小,其数字越大,表示分辨率越高。

    (3)照明装置:装在镜台下方,包括光源和集光器。光源一般采用普通灯光,强度可以自由调节。集光器位于镜台下方的集光器架上,由聚光镜和光圈组成,其作用是把光线集中到所要观察的标本上。

二、显微镜的放大成像原理

    显微镜的分辨率是由所用光波长短和物镜数值口径决定,缩短使用的光波波长或增加数值口径可以提高分辨率。减小光波长来提高光学显微镜分辨率是有限的,提高物镜数值口径是提高分辨率的理想措施。增加数值口径,一般通过提高介质折射率,以空气为介质的折射率为1,而香柏油的折射率为1.51,与载玻片1.52的折射率相近,这样光线可以不发生折射而直接通过载玻片、香柏油进入物镜,从而提高分辨率。显微镜总的放大倍数是目镜和物镜放大倍数的乘积,而物镜的放大倍数越高,分辨率越高。

【实验器材】

普通光学显微镜、细菌革兰染色标本、香柏油、二甲苯、擦镜纸。

【实验方法】

1. 取镜和放置:从显微镜柜中取出显微镜,右手紧握镜臂,左手托住镜座,放在座前桌面上稍偏左的位置,镜座应距桌沿6～7cm,便于坐着操作。

2. 对光:打开光源开关,转动旋转器,使低倍镜对准镜台的通光孔,打开光圈,上升集光器,在目镜上观察,调节光源强度至视野内的光线均匀明亮。

3. 放置玻片标本:取一玻片标本放在镜台上,一定使有标本一面朝上,切不可放反,用推片器弹簧夹夹住,然后旋转推片器螺旋,使玻片中被观察的部分位于通光孔的正中央。

4. 低倍镜和高倍镜使用:先用低倍镜观察,先转动粗动调焦手轮,使载物台上升至物镜距标本片约5mm处。并转动粗动调焦手轮,使载物台慢慢下降,直到视野中出现清晰的物像为止。如果物像不在视野中心,可调节推片器将其调到中心。转动转换器,调换为高倍镜头,用左眼在目镜上观察,此时一般能见到一个不太清楚的物像,可将细调节器的螺旋逆时针移动,缓慢转动,直到获得清晰的物像。如果视野内的亮度不合适,可通过升降集光器的位置或开闭光圈的大小来调节。

5. 油镜的使用方法:在使用油镜之前,先经低、高倍镜观察,然后将需进一步放大的部分移到视野的中心。将集光器上升到最高位置,光圈开到最大。转动转换器,使高倍镜头离开通光孔,在需观察部位的玻片上滴加一滴香柏油,然后慢慢转动油镜,使镜头浸入油中,慢慢转动细调节器至物像清晰为止。油镜使用完毕,先用擦镜纸沾少许二甲苯将镜头上的香柏油擦去,再用干擦镜纸擦干净。

【实验结果】

在显微镜油镜下观察到细菌形态。

【注意事项】

1. 持镜时必须是右手握臂、左手托座的姿势,不可单手提取,以免零件脱落或碰撞到其他地方。

2. 轻拿轻放,不可把显微镜放置在实验台的边缘,以免碰翻落地。

3. 保持显微镜的清洁,镜头必须用专用擦镜纸擦拭,切忌口吹、手抹或用布擦;机械部分用布擦拭。

4. 使用完毕后,取下标本片,转动旋转器使镜头离开通光孔,下降载物台和集光器,关闭光圈,盖上外罩,放回显微镜柜内。

【思考题】

　　1.为什么用油镜要等标本完全干后才能滴加香柏油？

　　2.如果显微镜视野光线太强或者太弱，应该怎么调节？

（夏乾峰）

实验 2 自然界环境中细菌的检查

【实验目的】

1. 了解细菌在空气、水、物体表面及正常人体表上细菌分布情况。

2. 树立无菌观念。

一、空气中的细菌

【实验材料】

琼脂平板培养基。

【实验方法】

1. 取 5 个琼脂平板培养基,在平皿底部标记检查材料的名称、日期、检查者组别、代号,分别置于室内同一平面 5 个不同的点(室内四个角及中间)。

2. 将平板培养基的皿盖打开,使培养基面向上暴露在空气中 10min 后盖好,置 37℃恒温箱中培养 18～24h。

【实验结果】

记录结果并加分析:

1. 观察菌落的种类和数量。

2. 100cm² 琼脂培养基面积上,5min 所降落的细菌数,相当于 10L 空气中所含的细菌数,计算公式如下:

$$细菌数(CFU)/m^3 = N \times \frac{100}{A} \times \frac{5}{T} \times \frac{1000}{10} = \frac{50000N}{AT}$$

式中:T—平皿暴露于空气中的时间(min)。

N—培养后,平皿上的菌落总数。

A—平皿的面积(cm^2)。

二、水中细菌数检测

【实验材料】

1. 普通琼脂培养基,融化并保温 50～55℃。

2. 无菌平皿及 1ml 吸管。

3. 待检水样:自来水、1∶1000 污水。

【实验方法】

1.无菌吸管吸取自来水及污水各 1ml 分别放入 2 个无菌的空平皿内。

2.立即倾入已融化并保温 50～55℃的琼脂培养基 15ml,迅速摇匀,静置凝固后,置 37℃温箱内培养 18～24h。

【实验结果】

1.取出观察结果,计数菌落数。所得菌落数乘以该平皿中水样的稀释倍数,即为原水样每毫升中所含的细菌数。

2.比较自来水及污水中生长的菌落的种类和数量并加分析。

三、物品和皮肤的细菌检查

【实验材料】

普通琼脂平板、血平板。

【实验方法】

1.用记号笔在平板底面划分八格,做好标记后,打开平皿,用手指(未消毒和消毒后)分别在格内琼脂表面轻按(不能压破培养基,见指纹即可)。

2.每人用任一物品置于(或涂抹于)另四个小区内,盖好平皿,放入 37℃恒温箱中孵育 18～24h。

3.血平板(2 人一块),用无菌棉拭子,涂抹对方咽部,再将该棉拭子画线接种血平板(了解咽部正常菌群)。

【实验结果】

取出平板,观察菌落,记录菌落的种类和数量并加分析。

【思考题】

1.微生物在自然界的分布有何实际意义?

2.什么是正常菌群?有何生理学意义?

(夏乾峰)

实验 3 消毒、灭菌、除菌

【实验目的】

了解高压蒸汽灭菌法、紫外线灭菌法、机械除菌的原理。

一、高压蒸汽灭菌法

在此先介绍高压蒸汽灭菌器的构造和用法。

1. 构造:高压蒸汽灭菌器是一个双层金属圆筒,外层坚厚,内层置需消毒的物品,两层之间盛水。其上方有金属厚盖,锅盖旁附有螺旋,借以将锅盖紧闭,使锅内蒸汽不能外溢,因而蒸汽压升高,温度也随之升高。它们之间的关系如表 1-3-1 所示。

表 1-3-1 不同蒸汽压所达到的温度

蒸 汽 压		温度(℃)
kPa	kg/cm²	
34.48	0.352	108.8
55.16	0.563	113.0
68.95	0.703	115.6
103.43	1.055	121.3
137.90	1.406	126.2
172.38	1.758	130.4
206.85	2.109	134.6

高压蒸汽灭菌器上装有排气阀、安全活塞,以调节容器内蒸汽;有温度计和压力表,以示内部的蒸汽压和温度。

2. 用法:向器内加水至规定量,放入被消毒物品,关上锅盖,并用螺旋将其与锅体紧扣,使之紧闭,器下加热,待器内蒸汽压上升到 34.48kPa 时打开排气阀,使器内冷空气排除,否则压力表所示之压强并非全部是蒸汽压,灭菌将不完全。器内温度与空气排除量的关系见表 1-3-2。

表 1-3-2 高压蒸汽灭菌器内温度与空气排除量的关系

压力表上所示压强		能达到的温度(℃)				
kPa	kg/cm²	空气完全排除	空气 2/3 排除	空气 1/2 排除	空气 1/3 排除	空气全未排除
34.48	0.352	109	100	94	90	72
68.95	0.703	115	109	105	100	90
103.43	1.055	121	115	112	109	100
137.90	1.406	126	121	118	115	109
172.38	1.758	130	126	124	121	115
206.85	2.109	135	130	128	126	121

器内冷空气先由排气阀驱出,继则蒸汽出现,待有大量蒸汽逸出时(呈白色雾状气流)即可认为器内冷空气已排尽,关闭排气阀。此后器内压强逐渐升高,直至压力表指在所需的压强数字(如 1.05kg/cm²),调节安全活塞,使器内压强在此数字上(下)能自动开放(关闭),以保持在此压强情况下维持 20～30min。灭菌时间到后,停止加热。待器内压强自行降至"0",打开排气阀,使器内外压强完全一致,打开器盖取物(图 1-3-1)。

高压蒸汽灭菌法是最可靠的灭菌方法。凡耐高热和潮湿的物件,如培养基、生理盐水、棉织品、传染性污物及废弃的细菌培养物等均可用本法灭菌。

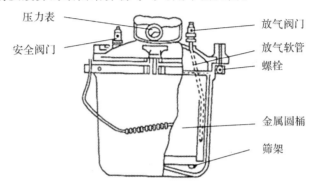

图 1-3-1　手提式高压蒸汽灭菌器

3.注意事项:必须加足规定水量,冷空气必须排尽,器内仍有高压时不得开排气阀、安全阀,更不得松开螺旋开盖! 根据物品的大小、性质,可适当增加灭菌时间,以保持彻底灭菌。

欲检查器内压力与温度是否符合,可用熔点与所需检查的温度相一致的化合物装入试管中,经减压熔封后,放入锅中一起灭菌。灭菌完毕,取出试管观察化合物是否熔化,即可判定(一般看硫碘检查器内温度是否达到 121℃)。

二、紫外线灭菌法

【实验原理】

波长为 240～300nm 的紫外线(ultraviolet ray,UV),包括日光中的紫外线,具有杀菌作用,其中以 265～266nm 的紫外线杀菌作用最强,这与 DNA 的吸光谱范围一致。其主要作用于 DNA,使一条 DNA 链上两个相邻的胸腺嘧啶以共价键结合,形成二聚体,从而干扰 DNA 的复制与转录,导致细菌的变异或死亡。紫外线不仅可杀灭 DNA 病毒,也可杀灭 RNA 病毒,如对 SARS-COV 有灭活作用。但紫外线穿透力较弱,一般的玻璃、纸张、尘埃、水蒸气等均能阻挡紫外线,故一般用于手术室、传染病房、无菌实验室的空气消毒,或不耐热物品表面的消毒。

【实验材料】

1.大肠埃希菌肉汤 16～24h 培养物。
2.普通琼脂平板、灭菌的三角纸片、镊子。

【实验方法】

1.用接种环蘸取大肠埃希菌液在两个普通琼脂平板上,画一"十"形(每平板放两环),然后来回均匀涂布于整个平板表面。

2.将镊子通过火焰灭菌后,夹取无菌的三角纸片一张,置于一琼脂平板中央,然后将平板打开,平放在距紫外线灯 60～100cm 处照射 30min(见图 1-3-2 右图)。

3.另一琼脂平板,在紫外线下用玻璃盖遮住平板的一半,同样照射 30min(见图 1-3-2 左图)。

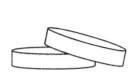　　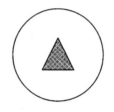

玻璃盖遮住平板的一半　　　　　三角纸置于琼脂平板中央

图 1-3-2　紫外线灭菌法

4.照射完毕,用经火焰灭菌后的镊子将纸片取出投入消毒缸中,盖好琼脂平板,放 37℃温箱孵育 24h 观察结果。

【实验结果】

经培养后,观察记录结果并加分析。

三、滤过除菌法

该法是用物理阻留的方法除去液体或空气中的细菌,达到无菌的目的。滤菌器含有微细小孔,只允许液体或气体通过,而大于孔径的细菌等颗粒不能通过。滤过法主要用于一些不耐高温灭菌的血清、抗生素、培养基及空气等的除菌(但不能除去更小的微生物如病毒、支原体和某些细菌 L 型)。滤菌器种类很多,常用的是玻璃滤菌器和石棉滤菌器(亦称 Seitz 滤菌器)。本实验主要使用薄膜滤菌器:由硝基纤维素膜制成,依孔径大小分为多种规格,用于除菌的滤膜孔径为 $0.22\mu m$。

【思考题】

根据实验阐述紫外线的主要用途及其杀菌原理。

(夏乾峰)

实验 4　细菌的基本形态及结构的观察

【实验目的】

　　1.掌握细菌的基本形态;细菌的特殊结构及其常用的检查方法。

　　2.初步掌握细菌涂片的制作、革兰染色方法。

　　3.掌握油镜的原理和使用方法。

一、细菌的基本形态

　　细菌的基本形态有球形、杆形和螺形三大类。不同的细菌又可表现出不同的排列方式,在细菌的鉴别上有一定的参考价值。

【实验材料】

　　1.球菌示教片:乙型溶血性链球菌、脑膜炎奈瑟菌。

　　2.杆菌示教片:炭疽芽孢杆菌。

　　3.螺形菌示教片:霍乱弧菌。

【实验结果】

　　使用显微镜的油镜观察上述细菌。比较各菌的形态、排列、染色性各有何特点,并将结果记录于实验报告上。

二、细菌的特殊结构

　　细菌的特殊结构仅为某些细菌所具有,而且特殊结构的形成受到一定条件的限制。虽然特殊结构不是细菌生存所必需的,但它们的存在将赋予细菌一定的功能,在致病性、抗原性以及细菌的鉴别上都有一定的意义。

【实验材料】

　　1.芽胞示教片:破伤风梭菌。

　　2.荚膜示教片:肺炎链球菌。

　　3.鞭毛示教片:伤寒沙门菌。

【结果观察】

　　使用显微镜的油镜,观察上述细菌。比较各菌的形态、排列、染色性、特殊结构,并记录于实验报告上。

三、革兰染色法

【实验原理】

1.革兰阳性菌细胞壁结构较致密,肽聚糖层厚,脂质含量少,乙醇不易透入;革兰阴性菌细胞壁结构疏松,肽聚糖层薄,含大量脂质,乙醇易渗入。

2.革兰阳性菌等电点(pI 2～3)比革兰阴性菌(pI 4～5)低,在相同 pH 条件下,革兰阳性菌所带负电荷比革兰阴性菌多,故与带正电荷的碱性染料结晶紫结合牢固,不易脱色。

3.革兰阳性菌菌体含大量核糖核酸镁盐,可与碘、结晶紫牢固结合,使已着色的细菌不被乙醇脱色;革兰阴性菌菌体含核糖核酸镁盐很少,故易被脱色。

【实验材料】

1.菌种:金黄色葡萄球菌菌液、大肠埃希菌菌液。

2.染色液:结晶紫染液、卢戈碘液、95%酒精、稀释石炭酸复红。

3.其他:玻片、生理盐水、酒精灯、接种环等。

【实验方法】

1.工具

接种针和接种环:由环(针)、金属柄和绝缘柄三部分组成(图 1-4-1)。

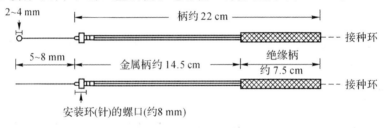

图 1-4-1 接种环和接种针结构

2.细菌涂片标本的制作

(1)涂片:取洁净玻片一张,用记号笔划分两格并标记金黄色葡萄球菌和大肠埃希菌;用接种环按无菌操作取 1～2 环金黄色葡萄球菌液在玻片上涂成直径约 1cm 的均匀薄膜,然后立即将接种环烧灼灭菌;同法取大肠埃希菌液于另一格中涂片。每次取菌前后注意将接种环灭菌。

(2)干燥:涂片一般在室温下自然干燥,若须迅速干燥,可在火焰上方的热空气中加温干燥,但切勿紧靠火焰,以免将标本烤干。

(3)固定:细菌的固定常用火焰加热法,即将上述已干的涂片在酒精灯火焰上迅速通过三次,以玻片反面触及皮肤,热而不烫为度。固定的目的是杀死细菌,并使菌体与玻片黏附牢固,染色时不被染液和水冲掉,同时固定可凝固细胞质,改变细菌胞壁对染料的通透性(图 1-4-2)。

3.革兰染色步骤

(1)初染:将涂片置于染色架上,滴加结晶紫染液 1～2 滴,1min 后用水冲洗,倾去余水。

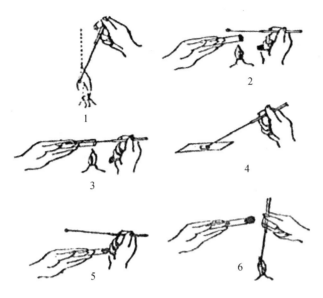

图 1-4-2　细菌涂片的制备

（2）媒染：滴加碘液 1～2 滴，1min 后水洗，倾去余水。

（3）脱色：95％的酒精脱色，加酒精后轻轻晃动玻片，约 30s 后水洗，倾去余水。

（4）复染：滴加稀释石炭酸复红 1～2 滴，30s 后水洗，倾去余水。

待标本自干或用吸水纸印干后，在涂片上滴加镜油，置油镜下观察。

【实验结果】

观察两种细菌的形态、排列、染色性，记录于实验报告。

【思考题】

1.G^+ 菌和 G^- 菌的细胞壁有何异同？这些差异与染色性、抗原性、毒性、对某些药物敏感性的关系如何？

2.简述青霉素和溶菌酶的作用机制。

（夏乾峰）

实验 5　细菌的生长现象的观察

【实验目的】

掌握不同种类的细菌在固体、半固体、液体培养基上的生长现象及意义。

【实验原理】

不同种类的细菌在培养基上生长,往往表现为不同的生长现象,可以通过观察生长现象,对细菌进行初步鉴定。

【实验材料】

1.菌种:金黄色葡萄球菌和大肠埃希菌混合液、大肠埃希菌斜面菌种、痢疾志贺菌斜面菌种。

2.培养基:营养琼脂平板、营养琼脂斜面培养基、肉汤培养基、半固体培养基。

3.其他:接种针、接种环、酒精灯、记号笔、培养箱等。

【实验方法】

1.接种细菌

(1)将金黄色葡萄球菌和大肠埃希菌混合液用分区画线法接种于营养琼脂平板上。

(2)将大肠埃希菌接种于营养琼脂斜面培养基和肉汤培养基上。

(3)将大肠埃希菌和痢疾志贺菌用穿刺法接种于半固体培养基上。

2.将上述接种细菌的培养基置 37℃培养箱培养 18～24h。

3.观察细菌的生长现象。

【实验结果】

1.液体培养基:细菌生长后大多数呈均匀混浊状态,少数出现沉淀和菌膜。

2.固体培养基:形成菌落和菌苔。

3.半固体培养基:有动力的细菌在半固体培养基中沿穿刺线呈羽毛状或云雾状混浊生长,无动力的细菌在半固体培养基中只沿穿刺线呈明显的线状生长。

【注意事项】

1.观察液体培养基时,应注意观察液体培养基透明度,管底是否有沉淀,表面是否有菌膜及色素产生。

2.观察固体培养基时,应注意观察菌落的大小、形状、突起、边缘、颜色、表面、透明度和黏度等特征。

3.观察半固体培养基时,应注意观察细菌是沿穿刺线生长还是向四周扩散生长。

【思考题】

　　1. 如何识别琼脂平板培养基上出现的菌落是种上去的,还是杂菌污染的?

　　2. 具有鞭毛的需氧菌在半固体培养基和液体培养基的生长现象是怎样的?

(王　英)

实验 6 培养基的制备和应用

【实验目的】

1. 掌握制备培养基的基本程序。
2. 掌握常用培养基的种类和应用。

【实验原理】

培养基是由人工方法配制而成的,专供微生物生长繁殖使用的混合营养物制品。培养基一般 pH7.2～7.6,少数的细菌按生长要求调整 pH 偏酸或偏碱。许多细菌在代谢过程中分解糖类产酸,故常在培养基中加入缓冲剂,以保持稳定的 pH。培养基制成后必须经灭菌处理。

【实验器材】

1. 试剂:牛肉膏、蛋白胨、NaCl、琼脂、1mol/L NaOH 溶液、1mol/L HCl 溶液、蒸馏水等见培养基配方。

2. 仪器及其他:天平、电炉、高压蒸汽灭菌器、称量纸、药匙、三角烧瓶、烧杯、量筒、精密 pH 试纸、玻璃棒、移液管、试管、试管架、试管盖、滤纸、牛皮纸、包装线、无菌培养皿等。

【实验方法】

一、培养基制备的基本程序

1. 称量:根据用量按配方比例依次称取成分,放入适当的三角烧瓶中。

2. 溶解:用量筒取一定量(约占总量的 1/2)的蒸馏水加入烧杯中,置于电炉上小火加热,并用玻璃棒搅拌,以防液体溢出。待各种药品完全溶解后,停止加热,补足所需水分。如果配方中有淀粉,则先将淀粉用少量冷水调成糊状,并在火上加热搅拌,然后加足水分及其他原料,待完全溶解后,补足水分。

3. 调 pH 值:根据培养基对 pH 的要求,用 1mol/L NaOH 或 1mol/L HCl 调至所需 pH。

4. 过滤分装:如果是液体培养基,玻璃漏斗中放一层滤纸,如果是固体或半固体培养基,则需在漏斗中放多层纱布,或两层纱布夹一层薄薄的脱脂棉趁热进行过滤。液体分装高度以试管高度的 1/4 左右为宜;固体分装装量为管高的 1/5;半固体分装试管一般以试管高度的 1/3 为宜;分装三角瓶,其装量以不超过三角烧瓶容积的 1/2 为宜。

5. 包扎标记:分装完毕后,在试管口加上合适铝盖或三角烧瓶口加上硅胶塞等并包上一层牛皮纸,扎紧。在包装纸上标明培养基名称,制备组别和姓名、日期等。

6. 灭菌和保存:培养基按配方中规定的条件及时进行灭菌。普通培养基的灭菌方法为

121.3℃灭菌 20min,以保证灭菌效果和不损伤培养基的有效成分。培养基经灭菌后,如作斜面培养基,则灭菌后立即摆放成斜面,斜面长度一般不超过试管长度的 1/2 为宜;若需倒平板,则待培养基冷却至 50~55℃后立刻倾倒入无菌培养皿中。待培养基凝固后放入 37℃培养箱中培养 24~48h,以检验灭菌的效果,确保无污染方可使用。

7. 保存:制备好的培养基注明名称、制作日期,用牛皮纸包裹或装入保鲜袋内,以减少水分蒸发,存放于 4℃冰箱备用。

常用培养基的种类、制备及应用

根据各种细菌生长繁殖时所需要的条件不同,培养基可分为很多种类。常用的种类按物理性状分为液体培养基、固体培养基、半固体培养;按用途不同分为基础培养基、营养培养基、选择培养基、鉴别培养基及厌氧培养基等。

1. 液体培养基

(1)肉膏汤培养基

①成分:
牛肉膏	3g
蛋白胨	10g
氯化钠	5g
蒸馏水	1000ml

②制法:用天平分别称取牛肉膏 3g,蛋白胨 10g,氯化钠 5g 置三角烧瓶中,加入蒸馏水 1000ml,把三角烧瓶在电炉上加热,使蛋白胨等各成分熔化,并用 1mol/L NaOH 溶液调 pH 至 7.4~7.6,煮沸 3~5min,必要时过滤,过滤后分装于试管或三角烧瓶中,加塞,用牛皮纸包扎紧,经 121.3℃高压灭菌 20min 后,取出冷却,置 37℃温箱孵育 24h,无杂菌生长,即可应用或放冰箱保存备用。

③用途:可供营养要求一般的细菌生长,主要用于增菌。

(2)肉汤培养基

①成分:
牛肉(去筋膜脂肪)	500g
蛋白胨	10g
氯化钠	5g
磷酸氢二钾($K_2HPO_4 \cdot 12H_2O$)	1g
蒸馏水	1000ml

②制法:将已去筋膜脂肪并经搅碎的鲜牛肉 500g,加蒸馏水 1000ml,放入 4℃冰箱中过夜,取出后在 45~50℃加热 1h,再煮沸 30min 后,用数层纱布或滤纸过滤,滤液用水补足,其量为 1000ml。于滤液中加入氯化钠 5g、蛋白胨 10g、磷酸氢二钾 1g,加热使之完全熔化,调 pH 值至 7.6,必要时用滤纸过滤。按需要分装于试管或烧瓶内,加塞,用牛皮纸扎紧,放入高压蒸汽灭菌器内,经 121.3℃ 20min 灭菌。取出待冷却后置 37℃温箱孵育 24h,无杂菌生长,即可应用或放冰箱保存备用。

③用途:主要作基础培养基使用,营养比肉膏汤培养基好,可供营养要求一般的细菌生长,主要用于增菌。

2. 固体培养基

(1)普通琼脂培养基

①成分:
肉汤或肉膏汤	1000ml

琼脂　　　　　　　　　　　　　　　15～18g

②制法:在肉汤中加入 15～18g 琼脂,熔化后调整 pH 为 7.6,必要时用纱布过滤。于琼脂凝固前,分装于试管内或小三角烧瓶内,然后加盖扎紧,放入高压蒸汽灭菌器内,经121.3℃ 20min 灭菌,取出将试管摆斜,待琼脂凝固后即成普通琼脂斜面。将三角烧瓶内琼脂培养基在未凝固前以无菌操作注入无菌平皿内,凝固后即成普通琼脂平板。倾注时应严格无菌操作,琼脂的温度应在 50℃ 左右,如温度过高则平皿内凝水过多,易招致污染,过低则琼脂凝固而致培养基表面不平滑。

③用途:用于营养要求不高细菌的分离培养,纯培养或保存菌种。

(2)血液琼脂培养基

①成分:普通琼脂培养基　　　　　　　　100ml

　　　　无菌脱纤维绵羊血或兔血　　　　8～10ml

②制法:将制好的普通琼脂培养基加热熔化,待冷却至 50℃ 左右时,以无菌操作加入5%～10%脱纤维兔血或羊血,混匀(注意勿使产生泡沫)后,分注于灭菌试管或平皿中,制成血液琼脂斜面或血液琼脂平板,放 37℃ 温箱孵育 24h,若无菌生长,即可应用或放入冰箱保存备用。

③用途:主要用于分离培养或保存营养要求高的细菌,如链球菌、肺炎链球菌等。

(3)沙保弱琼脂培养基

①成分:蛋白胨　　　　　　　　　　　　10g

　　　　葡萄糖　　　　　　　　　　　　40g

　　　　琼脂　　　　　　　　　　　　　15g

　　　　蒸馏水　　　　　　　　　　　　1000ml

②制法:将琼脂放在 700ml 水中,另两种成分放在 300ml 水中,分别加热熔化后将两液混匀,分装于试管内,经 115.6℃ 高压灭菌 10min,取出后躺成斜面,凝固后放 37℃ 温箱中培养 24h,无污染者收存冰箱中备用。本培养基不需要校正 pH。

③用途:主要用于真菌的分离培养,真菌菌落总数检测等。

3.半固体培养基

(1)成分:肉膏或肉膏汤　　　　　　　　1000ml

　　　　琼脂　　　　　　　　　　　　　3～5g

(2)制法:在肉汤中加入 3～5g/L 的琼脂,熔化后分装于小试管中(每管约 2ml),加盖扎紧,然后放入高压蒸汽灭菌器内,经 121.3℃ 20min 灭菌,取出直立,待凝固后即成半固体培养基,放 37℃ 温箱孵育 24h,若无菌生长,即可应用或放入 4℃ 冰箱保存备用。

(3)用途:半固体培养基用于保存菌种或检测细菌的动力。

【实验结果】

制备好的培养基灭菌彻底,无细菌生长。

【注意事项】

1.蛋白胨容易吸潮,称量时要动作迅速。

2.加热时应注意控制火力,勿使培养基烧焦或溢出。

3.无特殊要求时可省去过滤步骤。

4.分装时注意,勿使培养基沾染在容器口上,以免引起污染。

【思考题】

1.培养基的制备程序可概括划分为哪几个步骤来完成?

2.培养基配制时应注意什么问题? 为什么?

3.培养基配好后,为什么要立即灭菌?

（王　英）

实验 7 细菌的致病性

细菌的致病作用称为细菌的致病性。

细菌的致病性与其毒力、入侵机体的数量及其侵入部位有关。致病性的强弱取决于细菌毒力的大小。

细菌的毒力由侵袭力和毒素构成。侵袭力是指病原菌突破机体的防御功能,在体内定居、繁殖和扩散的能力,如菌毛、荚膜、透明质酸酶、血浆凝固酶等。毒素是细菌在生长繁殖中产生和释放的毒性物质,包括内毒素和外毒素。

【实验目的】

了解细菌毒力及其致病作用。

透明质酸酶实验

【实验原理】

乙型溶血性链球菌产生的透明质酸酶(又称扩散因子)能水解结缔组织中的透明质酸基质,使结缔组织疏松,通透性增加,有利于细菌的扩散蔓延。

【实验材料】

家兔、乙型溶血性链球菌24h肉汤培养物滤液、黑墨水、肉汤及无菌注射器、针头等。

【实验方法】

1.取家兔一只,将背部两侧兔毛剪去(或用脱毛剂将毛脱去)。

2.取溶血性链球菌24h肉汤培养物的滤液0.5ml,与等量黑墨水混合;另取肉汤0.5ml,与等量黑墨水混合。

3.于家兔背部一侧皮内注射乙型溶血性链球菌滤液与墨水混合液0.1ml;另一侧皮内注射肉汤与黑墨水混合液0.1ml,作为对照(注射时应注意避免漏出使表皮着色,影响结果的观察)。

【实验结果】

注射后1h观察结果,比较两侧黑墨水扩散范围的大小并记录分析。

破伤风外毒素的毒性作用

【实验原理】

破伤风梭菌合成并分泌于菌体外的破伤风痉挛毒素是一种强烈的外毒素,它能阻止抑制性神经介质的释放,干扰抑制性神经元的协调作用,使肌肉活动的兴奋与抑制失调,导致屈肌、伸肌同时发生强烈收缩,骨骼肌出现强烈痉挛。

【实验材料】

　　小白鼠、肉汤管、破伤风梭菌培养物滤液、破伤风抗毒素、无菌注射器、针头、20g/L 碘酒、75％酒精、无菌棉拭子等。

【实验方法】

　　1.取第 1 只小白鼠,于后腿肌肉内注射破伤风梭菌培养物滤液 0.2ml。

　　2.取第 2 只小白鼠,于后腿肌肉内注射肉汤 0.2ml,作为对照。

　　3.取第 3 只小鼠,于腹腔内注射破伤风抗毒素 0.2ml,30min 后再肌肉注射破伤风梭菌培养物滤液 0.2ml。

　　4.逐日观察结果。

【实验结果】

　　仅注射外毒素的小白鼠发病,可见尾部强直,注射侧肢体麻痹,强直性痉挛,继而逐渐累及另一侧肢体出现痉挛,最后全身肌肉痉挛(图 1-7-1)。而注射肉汤和先注射抗毒素的小白鼠不出现肌肉痉挛强直症状。

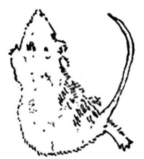

图 1-7-1　破伤风痉挛毒素引起的小鼠病态体征

【思考题】

　　1.根据实验结果说明细菌毒力的构成因素。

　　2.试述内毒素与外毒素的主要区别。

（王　英）

实验 8 抗菌药物敏感性实验

细菌对抗生素的敏感性测定(简称药敏实验),可以了解细菌对药物作用的敏感程度,对于临床治疗药物的选择具有重要意义。常用的方法为纸片琼脂扩散法。

【实验目的】

1.理解纸片琼脂扩散法(K-B法)的原理和注意事项。

2.掌握纸片琼脂扩散法(K-B法)的操作方法、结果的判读及其临床意义。

【实验原理】

将含有定量抗菌药物的纸片贴在已接种测试菌的琼脂平板上,纸片中所含的药物吸取琼脂中的水分溶解后便不断地向纸片周围区域扩散,形成递减的梯度浓度。在纸片周围抑菌浓度范围内的细菌的生长被抑制,从而形成无菌生长的透明圈即为抑菌圈。抑菌圈的大小反映测试菌对测定药物的敏感程度,并与该药对测试菌的最低抑菌浓度(MIC)呈负相关,即抑菌圈愈大,MIC愈小。

【实验材料】

痢疾志贺菌菌液(1.5×10^8/ml)、金黄色葡萄球菌菌液(1.5×10^8/ml)、水解酪蛋白琼脂培养基、0.5麦氏比浊标准管、药敏纸片(氨苄青霉素、庆大霉素、氟哌酸、头孢唑啉(先锋V)、头孢他唑)、无菌棉签拭子、小镊子、毫米尺等。

【实验方法】

1.用无菌棉签拭子浸入细菌悬液中,将拭子在试管上壁轻轻挤压以挤去过多的菌液。棉签在三个方向均匀抹琼脂表面使菌液均匀分布,每次旋转平板60°,最后沿平板内缘涂抹1周。

2.平板置室温下干燥3～5min,用无菌镊子将含药纸片紧贴于琼脂表面,各纸片中心相距>24mm,纸片距平板内缘>15mm。

3.置35℃孵箱16～18h培养后量取抑菌圈直径阅读结果。对甲氧西林和万古霉素敏感实验结果应孵育24h。

【实验结果与判读】

1.用精确度为1mm的游标卡尺量取抑菌圈直径(抑菌圈的边缘应是无明显细菌生长的区域),当金黄色葡萄球菌对苯唑西林的药物敏感实验或肠球菌对万古霉素的药物敏感试验围绕纸片周围只要有极少细菌生长时,均提示为耐药(图1-8-1)。

2.对另外一些细菌,在抑菌圈内有散在菌落生长提示可能是混合培养,必须再进行分离鉴定及实验;也可能提示为高频突变株。

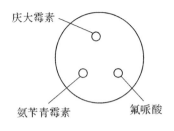
将药物纸片置于涂布菌液的平板上

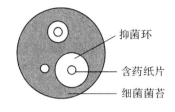
以抑菌环直径之大小表示敏感度

图 1-8-1 药敏实验(纸片琼脂扩散法)

3.根据 NCCLS 标准,对量取的抑菌圈直径参照表 1-8-1 作出判断。

敏感(S):表示当对感染部位使用推荐剂量时,该菌株通常被抗微生物药物浓度可达到的水平所抑制。

中介(I):表示该药物对细菌的 MIC 值接近于常规剂量给药后的血药浓度或组织药物浓度,细菌对该药的敏感性降低,但仍可用于生理性浓集部位的感染或使用高剂量药物进行治疗。

耐药(R):表示常规剂量下,在抗微生物药通常可达到的浓度时,菌株不能被抑制;或/和标明抑菌圈直径缩小到菌株可能产生了特殊的微生物耐药机制的范围内,药物对菌株临床疗效不可靠。

表 1-8-1 纸片法药敏实验纸片含药量及结果解释

抗菌药物		纸片含药量 (μg/片)	针对病原菌	抑菌圈直径(mm)		
				耐药(R)	中介(I)	敏感(S)
氨苄青霉素		10	葡萄球菌	≤28		≥29
			β溶血性链球菌	≤19		≥20
头孢他唑(复达欣)		30		≤14	15~17	≥18
庆大霉素		10		≤12	13~14	≥15
氟哌酸		10		≤12	13~16	≥17
头孢唑啉(先锋 V)		30		≤14	15~17	≥16
复方新诺明	SMZ	23.75		≤14	15~17	≥18
	TMP	1.25				

【注意事项】

1.培养基的质量,如 pH、厚度、表面湿度和保存等均会影响抑菌圈的大小。

2.药敏纸片的药量、吸水性、直径、保存等会影响测定结果。

3.接种菌量也是影响结果的重要因素。

4.采用标准菌株同时进行药敏实验作为质控。

【思考题】

1.青霉素、头孢菌素类药物的抗菌机制如何?

2.简述细菌对青霉素类药物产生耐药性的机制。

(王　英)

实验9　球菌的分离培养及微生物学鉴定

【实验目的】

1.了解葡萄球菌、链球菌的形态、菌落特征。

2.掌握致病性葡萄球菌的特征。

3.熟悉触酶实验、血浆凝固酶实验的原理。

4.掌握抗链球菌溶血素O(SLO)抗体的测定方法及其意义。

【球菌检验程序】

球菌的检验程序见图1-9-1。

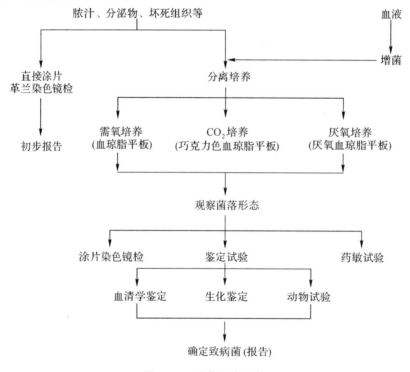

图1-9-1　球菌检验程序

【标本采集】

1.脓液标本的采集

（1）若为开放性感染分泌物或脓液常先用无菌生理盐水冲洗表面，用2支无菌棉拭子取溃疡深处的脓液及分泌物送检，1支为涂片检查用，1支为培养用。

（2）若为封闭式脓肿常于局部消毒后，无菌抽取脓液置于无菌试管送检。应注意严格遵守无菌操作。

(3)如果疑为脑膜炎奈瑟菌和淋病奈瑟菌,则采集标本后应立即床边接种,或保暖、保湿并立即送检。疑为厌氧菌感染时,当即作床边接种或置于厌氧培养基内送检。

2.血液标本的采集

一般在病人发病初期或发热高峰期,或根据不同的发热情况在未使用抗生素前采集做细菌培养,为提高阳性率常需连续三次采血进行血培养。采血时要严格遵守无菌操作。一般在肘静脉采集血液,在采血前局部皮肤应消毒,先用碘酒消毒,然后用 75% 酒精擦拭。采血量为成人一次 5～10ml,婴幼儿 1～5ml,骨髓 1～2ml。抽取的血液应以无菌要求立即注入含增菌肉汤的培养瓶内,迅速轻摇,使之充分混合,以防血液凝固。培养基与血液之比以 10:1 为宜,以稀释血液中原有的抗生素、抗体、补体和溶菌酶等抗菌物质。

一、形态与培养物观察

【实验器材】

1.普通光学显微镜

2.示教片:金黄色葡萄球菌、乙型溶血性链球菌、肺炎链球菌、脑膜炎奈瑟菌、淋病奈瑟菌。

3.金黄色葡萄球菌血琼脂平板培养物。

4.表皮葡萄球菌血琼脂平板培养物。

5.乙型溶血性链球菌血琼脂平板培养物。

【实验方法】

1.在摆好的示教显微镜中观察金黄色葡萄球菌、乙型溶血性链球菌、肺炎链球菌、脑膜炎奈瑟菌、淋病奈瑟菌的形态、排列、染色性和特殊结构。

2.观察金黄色葡萄球菌血琼脂平板培养物、表皮葡萄球菌血琼脂平板培养物和乙型溶血性链球菌血琼脂平板培养物。

【实验结果】

1.病原性球菌的形态。在显微镜油镜下,观察记录并比较各菌的形态、排列、特殊结构、染色性的特点。

2.培养物观察。观察 3 种球菌的血琼脂平板培养物的单个菌落的形态、大小、边缘、湿润度、透明度、颜色及溶血环。

【注意事项】

观察示教时不要移动视野和调节显微镜的大螺旋,若感觉图像模糊可以轻微调节小螺旋。

二、生化反应

触酶实验

【实验原理】

具有过氧化氢酶(即触酶)的细菌,能催化过氧化氢生成水和新生态氧,继而生成分子氧出现气泡。该实验用于初步区别葡萄球菌和链球菌。葡萄球菌产生过氧化氢酶,而链球菌为阴性。

【实验器材】

1.菌种:由血液标本中分离出来的菌株(1～3 号斜面标本)。
2.3％过氧化氢试剂。
3.玻片。
4.接种环和酒精灯。

【实验方法】玻片法

1.取洁净玻片一块,用记号笔划分三格。每格滴加一滴 3％过氧化氢试剂。
2.用接种环从 1 号斜面标本中沾取少许培养物,置于第一格的过氧化氢试剂中混匀。烧灼后取 2 号标本置于第二格,同法取 3 号标本置第三格。

【实验结果】

立即观察结果,过氧化氢试剂中有大量气泡产生者为阳性,不产生气泡者为阴性。

【注意事项】

取标本时注意不要取到培养基,避免出现假阳性。

血浆凝固酶实验

【实验原理】

血浆凝固酶可增强葡萄球菌的致病性,是金黄色性葡萄球菌的鉴定重要指标。

金黄色葡萄球菌能产生结合型凝固酶和游离型凝固酶。结合型凝固酶,结合在细胞壁上,是菌株的表面纤维蛋白原受体,可与血浆中的纤维蛋白原结合,通过交联作用使细菌凝聚。纤维蛋白原在凝固酶作用下变成纤维蛋白而附着于细菌表面。结合型凝固酶可用玻片法测出。游离型凝固酶作用类似凝血酶原物质,可被人或兔血浆中的协同因子激活变成凝血酶样物质,使纤维蛋白原变成纤维蛋白,可用试管法测出。

【实验器材】

1.菌种:同触酶实验。
2.人或兔血浆(1∶2)。

3.生理盐水、玻片及酒精灯等。

【实验方法】

在触酶实验中触酶实验阳性的细菌进行血浆凝固酶实验。

玻片法:取玻片一张,用记号笔各画两格。一格滴加生理盐水一滴,另一格滴加人或兔血浆一滴,用接种环挑取待测检菌分别加入生理盐水和血浆混匀,10s 内观察结果。

【实验结果】

10s 内观察结果,出现颗粒状凝集者为阳性。

【注意事项】

1.取不同标本时要充分烧灼灭菌接种环。

2.应在 10s 内观察结果,如超过 10s 可出现假阳性。

3.在临床上,血浆凝固酶阴性的葡萄球菌也很常见,但是不能轻率作出其是非致病性葡萄球菌或污染菌的结论,因为血浆凝固酶阴性的葡萄球菌常常也可以引起菌血症、尿路感染和心内膜炎等。

耐热核酸酶实验

【实验原理】

致病性葡萄球菌能产生耐热核酸酶,可水解 DNA。水解后的 DNA 短链与甲苯胺蓝结合,导致甲苯胺蓝 DNA 琼脂显示粉红色。而非致病性葡萄球菌虽然也能产生 DNA 酶,但是其不耐热。故耐热核酸酶实验是鉴定致病性葡萄球菌的指标之一。

【实验器材】

1.菌种:同触酶实验。

2.甲苯胺蓝 DNA 琼脂。

3.生理盐水、玻片及酒精灯等。

【实验方法】

玻片法:将熔化好的甲苯胺 DNA 琼脂 3ml 均匀倾倒在载玻片上,琼脂凝固后,打上孔径为 2~5mm 的小孔 6~8 个,各孔分别滴加 1 滴经沸水水浴 3min 的待检葡萄球菌及阳性、阴性对照葡萄球菌培养物,放置培养箱 37℃孵育 3h,观察有无粉红色圈及其大小。

【实验结果】

在小孔外出现粉红色圈的为阳性。金黄色葡萄球菌耐热核酸酶实验为阳性,表皮葡萄球菌和腐生葡萄球菌耐热核酸酶实验为阴性。

甘露醇发酵实验

【实验原理】

致病性葡萄球菌多能分解甘露醇产酸,致使培养基由紫色变为黄色。

【实验器材】

1.菌种:同触酶实验。

2.甘露醇发酵管。

3.恒温箱、酒精灯等。

【实验方法】

将标本接种于甘露醇发酵管,放置恒温箱,35℃恒温孵育18～24h后观察结果。

【实验结果】

若培养基混浊,由紫色变为黄色,则甘露醇发酵实验阳性,否则为阴性。金黄色葡萄球菌甘露醇发酵实验为阳性,表皮葡萄球菌和腐生葡萄球菌甘露醇发酵实验均为阴性。

新生霉素敏感实验

【实验原理】

葡萄球菌属中表皮葡萄球菌对新生霉素敏感,腐生葡萄球菌对新生霉素耐药。因此本实验可用于表皮葡萄球菌和腐生葡萄球菌的鉴别。

【实验器材】

1.菌种:同触酶实验。

2.新生霉素。

3.恒温箱、酒精灯等。

【实验方法】

用无菌棉签取相当于0.5麦氏管浊度的待测标本均匀涂布在MH琼脂平板上,贴上新生霉素纸片,放置恒温箱,35℃孵育16～20h,测量抑菌环大小。

【实验结果】

测量抑菌环直径≤16mm为耐药,＞16mm为敏感。该实验用于鉴别表皮葡萄球菌和腐生葡萄球菌,表皮葡萄球菌对新生霉素敏感(S),腐生葡萄球菌对新生霉素耐药(R)。

血清学实验　抗O实验

【实验原理】

乙型溶血性链球菌能产生链球菌溶素O(SLO),其化学成分为蛋白质,抗原性强,乙型溶血性链球菌感染患者 85%～90% 在感染后 2～3 周血清中即可检出 SLO 抗体。检测 SLO 抗体的实验即称为抗链球菌溶素 O 实验(antistreptolysin O test,ASO test),简称抗 O 实验。风湿热患者血清中抗 SLO 抗体显著增高,活动期增高更为显著,一般超过 400 IU/ml。因此抗 O 实验常用于风湿热及其活动性的辅助诊断。

乳胶凝集法:血清中产生的抗 SLO 抗体(ASO),与 SLO 能发生免疫反应。本实验用特殊技术制备高纯度的稳定的链球菌溶素 O(SLO)致敏颗粒。当血清中 ASO 含量达到或高于 250IU/ml 时,即可引起致敏乳胶颗粒的凝集。本实验检出临界值为 250IU/ml,而健康人血清中 ASO 含量通常低于 250IU/ml,所以不会引起致敏乳胶颗粒的凝集。

【实验器材】

1. 待检血清标本 1、2 号。
2. 血素"O"溶液 5ml。
3. SO 乳胶试剂 5ml。
4. 性对照血清 0.5ml、阴性对照血清 0.5ml。
5. 其他:玻片。

【实验方法】

1. 实验前将试剂和血清标本恢复到室温,血清标本用生理盐水 1∶15 稀释。
2. 在反应板上用记号笔做好标记,分别加入病人血清 1 号、2 号、阳性对照血清和阴性对照血清各 1 滴。
3. 各滴加溶血素"O"溶液 1 滴,轻轻摇动 1min,使其充分混匀。
4. 加 ASO 胶乳试剂 1 滴,用搅拌棒轻轻搅拌混匀或轻轻摇动 3min,有清晰凝集者为阳性,不出现清晰凝集者为阴性。

【实验结果】

阳性对照应出现明显胶乳凝集现象,阴性对照不应出现凝集。病人血清出现乳胶凝集者,即为阳性,反之则为阴性。

【注意事项】

搅拌不同标本时要换不同搅拌棒。在规定时间内看结果。

【思考题】

1. 简述致病性葡萄球菌和乙型溶血性链球菌的主要鉴别要点。
2. 致病性葡萄球菌有哪些主要鉴定指标?
3. 简述抗 O 实验的原理及应用。

(陈锦龙)

实验 10 肠杆菌科细菌的分离培养基微生物学鉴定

在正常人肠道内寄居着不同数量和不同种类的正常菌群,这些菌群的细菌种类受食物等因素影响。母乳喂养的婴儿肠道以革兰阳性细菌为主,成人的肠道内则以革兰阴性细菌占优。这类细菌一般不引起肠道感染,但当一些条件发生了改变,如寄居的部位发生改变、机体免疫力下降或菌群失调时,就有可能引起疾病,如腹膜炎、泌尿系统感染、败血症等。

在引起感染性腹泻的病原微生物中,细菌类主要有:①引起产毒素型腹泻的霍乱弧菌、肠产毒型大肠埃希菌等;②引起侵袭型腹泻的志贺菌、空肠弯曲菌;③引起食物中毒的沙门菌、副溶血性弧菌、金黄色葡萄球菌、肉毒芽孢梭菌等;④引起伪膜性肠炎的金黄色葡萄球菌、艰难芽孢梭菌等。

【实验目的】

1. 熟悉肠道病原菌的分离、鉴定的主要步骤。
2. 掌握肥达反应的检测原理及意义。
3. 掌握大肠埃希菌、伤寒沙门菌、志贺菌的主要鉴定要点。

【肠杆菌科细菌检验程序】

检验程序见图 1-10-1。

肠杆菌科细菌的形态与菌落观察

【实验原理】

S.S 培养基为强选择性培养基,培养基中含有乳糖、中性红指示剂和煌绿、胆盐、硫代硫酸钠、枸橼酸钠等抑制剂,对大肠埃希菌有很强的抑制作用,有利于肠道致病菌的选择生长。中性红指示剂酸性条件下呈现红色,在 S.S 培养基上生长的菌落,若能分解乳糖产酸则显示红色,不分解乳糖不显色。若细菌可以分解培养基中的蛋白胨产生 H_2S,则 H_2S 与培养基中的亚铁离子(Fe^{2+})相结合,产生黑色的硫化亚铁(FeS)。

【实验器材】

1. 大肠埃希菌和 1 号待检菌 S.S 平板分离培养物。
2. 大肠埃希菌和 2 号待检菌 S.S 平板分离培养物。
3. 接种环、玻片、酒精灯等。

【实验方法】

1. 观察 S.S 平板上三种不同细菌的菌落形态特征。
2. 用接种环从 S.S 平板上分别取上述三种细菌进行涂片、革兰染色镜检。

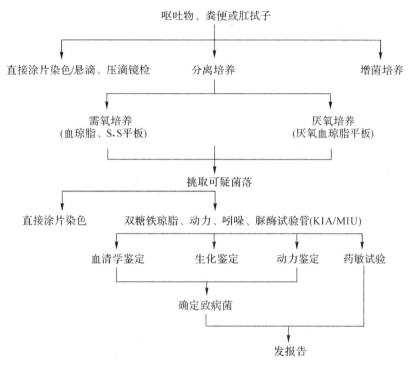

图 1-10-1　肠杆菌科细菌检验程序

【实验结果】

1. 记录描述 S.S 平板上三种不同细菌的菌落性状特征,注意观察记录菌落颜色特征及是否有黑色沉淀。

2. 描述镜下观察所见细菌的形态和染色性并画图分析。

【注意事项】

1. 观察描述菌落时要观察和描述菌落的大小、形状、颜色、气味、透明度、表面光滑或粗糙、湿润或干燥、边缘整齐与否等形状。

2. 涂片进行革兰染色时,要注意涂片不要太厚并注意染色时间的控制。

肠杆菌科细菌生化反应

I.克氏(KIA)双糖铁琼脂鉴别培养

【实验原理】

克氏(KIA)双糖铁培养基中含有乳糖、葡萄糖,指示剂为酚红,酚红遇酸会变黄色。本培养基可观察不同细菌对以上两种糖的分解能力。

接种细菌,37℃培养 18～24h 后,若底层变黄、斜面变红,为分解葡萄糖,不分解乳糖;底层和斜面同时变黄,为同时发酵葡萄糖和乳糖。产酸产气则还可见气泡或裂口现象。若细菌可以分解培养基中的蛋白胨产生 H_2S,则 H_2S 与培养基中的亚铁离子(Fe^{2+})相结合,产生黑色的硫化亚铁(FeS)。

【实验器材】

1.菌种:S.S平板上待检菌1、2号。

2.克氏(KIA)双糖铁培养基2支。

3.接种环(针)、酒精灯等。

【实验方法】

1.用接种环(针)从S.S平板上分别挑取1号菌与2号菌的单个菌落。

2.接种于克氏双糖铁培养基。

3.放置培养箱,37℃培养18~24h后观察记录结果。

【实验结果】

1.观察克氏双糖铁培养基中颜色的变化、有无气泡、有无黑色沉淀。

2.根据以上现象对待检肠杆菌科细菌1号和2号做出初步判断。

【注意事项】

1.挑取细菌时要挑取单个菌落。

2.观察结果时,注意观察培养基颜色的变化、是否有黑色的沉淀及培养基是否被冲击破裂。

Ⅱ.糖发酵实验

【实验原理】

在蛋白胨水中加入10g/L单糖、溴甲酚紫指示剂并加入一小倒管后高压灭菌,制成单糖发酵管,溴甲酚紫在中性或碱性溶液中呈紫色,在酸性溶液中呈黄色。如细菌在单糖管中生长繁殖产酸,则培养液变黄色。如产酸产气,除培养液变黄色外,小倒管内有气泡出现。如不分解单糖则培养液不变色,小倒管内无气泡。

【实验器材】

1.葡萄糖、乳糖、麦芽糖、甘露醇和蔗糖五种单糖发酵管。

为了区别不同的单糖发酵管,国际公认用以下标记:红色(葡萄糖)、黄色(乳糖)、蓝色(麦芽糖)、白色(甘露醇)、黑色(蔗糖)。

2.菌种:大肠埃希菌、伤寒沙门菌、志贺菌。

3.酒精灯、培养箱等。

【实验方法】

1.按照无菌操作的原则用接种环挑取大肠埃希菌。

2.分别将接种于五种单糖培养基中。

3.放置培养箱,37℃培养18~24h后观察它们对不同单糖的分解反应情况。

4.同法接种伤寒沙门菌和志贺菌。

【实验结果】

1. 若分解某种单糖产酸,则培养液变黄色,记录为"＋"。
2. 若分解某种单糖产酸产气,除培养液变黄色外,小倒管内有气泡出现。记录为"⊕"。
3. 若不分解某种单糖则培养液不变色,小倒管内无气泡。记录为"－"。

Ⅲ.靛基质实验

【实验原理】

有些细菌具有色氨酸酶,在蛋白胨水培养基中生长能分解色氨酸产生吲哚(靛基质),吲哚无色,肉眼不能观察,如加入靛基质试剂(含对二甲基氨基苯甲醛)即生成玫瑰吲哚而显现红色。

【实验器材】

1. 蛋白胨水培养基。
2. 菌种:大肠埃希菌、伤寒沙门菌、志贺菌。
3. 靛基质试剂。

【实验方法】

1. 按照无菌操作的原则将大肠埃希菌接种于蛋白胨水培养基。
2. 放置培养箱,37℃培养 18～24h 后取出。
3. 加入靛基质试剂约 0.2ml,摇匀。
4. 观察液体上层颜色变化。

【实验结果】

若液体上层出现玫瑰红色环,即为靛基质实验阳性,否则为阴性。

Ⅳ.动力实验

【实验原理】

可用半固体培养基检查细菌有无动力,无动力的细菌在半固体培养基中沿穿刺线生长,有动力的细菌在半固体培养中呈扩散生长,甚至使培养基变得混浊。

【实验器材】

1. 半固体琼脂培养基。
2. 菌种:大肠埃希菌、伤寒沙门菌、志贺菌。
3. 接种针、酒精灯等。

【实验方法】

1. 将接种针经火焰烧灼灭菌冷却后,从斜面培养物上沾取大肠埃希菌。
2. 用无菌操作穿刺接种,将大肠埃希菌接种半固体培养基中。

3.接种针经火焰灭菌后放回原处。

3.管口经火焰灭菌后,盖好,培养于 37℃温箱 18~24h 后观察结果。

4.同法接种伤寒沙门菌、志贺菌。

【实验结果】

观察接种后穿刺线及周围培养基,若穿刺线模糊,培养基混浊,动力实验阳性;若穿刺线清晰,培养基澄清,则动力实验阴性。

【注意事项】

接种时,接种针要刺入半固体培养基的正中央,直进直出,原路返回。

肠杆菌科细菌的抗原性鉴定

【实验原理】

颗粒性抗原(细菌、红细胞等)与相应的抗体结合,在适量电解质(通常是 8.5g/L NaCl 溶液)存在的条件下出现凝集现象,称为凝集反应。

抗原抗体反应具有特异性,一种抗原只能与其对应的特异性抗体结合。利用凝集反应及抗原抗体反应的特异性特点,可以利用已知的抗原(抗体)检测未知的抗体(抗原)。

【实验器材】

1.菌种:1 号待检菌双糖铁培养基培养物、2 号待检菌双糖铁培养基培养物。

2.免疫血清:沙门菌属诊断血清、志贺菌属诊断血清。

3.玻片、接种环、酒精灯、微量移液器、Tip 头等。

【实验方法】

1.取干净玻片一张,用记号笔在玻片上划分 3 格,分别加入生理盐水、伤寒免疫血清、痢疾免疫血清 20μl 并做好标记。

2. 无菌操作用接种环取 1 号待检菌双糖铁培养基培养物分别加入上述 3 格中,混匀,轻轻晃动 1~2min 后观察记录结果。

3. 另取一张玻片,同法取 1 号待检菌双糖铁培养基培养物做鉴定。

【实验结果】

出现明显凝集颗粒,周围液体变澄清透明者为阳性,呈均匀浑浊状态的为阴性。

【注意事项】

1.用接种环取菌时,不要太用力刮取,避免刮到培养基。

2.混匀时,不同血清标本需更换 Tip 头,避免血清交叉污染导致结果错误。

肥达反应(Widal test)

【实验原理】

用已知伤寒沙门菌 O、H 抗原、甲型、乙型、丙型副伤寒沙门菌 H 抗原,检测患者血清中的相应抗体的血清凝集反应称为肥达反应。常用于辅助诊断伤寒和副伤寒。

因为隐性感染或是预防接种,机体血清中存在一定量的抗体,故一般伤寒沙门菌 O 凝集价≥1:80,H 凝集价≥1:160,副伤寒沙门菌 H 凝集价≥1:80 才有临床意义。

血清学诊断取急性和恢复期双份血清标本进行检测,恢复期抗体效价增高≥4 倍有诊断意义。

【实验器材】

1.1:10 病人血清。

2.伤寒沙门菌 O 抗原菌液、伤寒沙门菌 H 抗原菌液、甲型副伤寒沙门菌 H 抗原菌液、乙型副伤寒沙门菌 H 抗原菌液。

3.生理盐水、恒温箱等。

【实验方法】

1.取 U 型反应板,分别标记四排,每排 10 孔。

2.取生理盐水加入各孔内,每孔 50μl。

3.于第 1 排第 1 孔内各加入病人 1:10 血清 50μl,吹吸混匀。从第 1 排第 1 孔中吸出 50μl 注入第 1 排第 2 孔中,做倍比稀释,依次稀释至第 9 孔,并从第 9 孔弃去 50μl,第 10 孔为对照孔。

4.其他 3 排按同样方法稀释。

5.每排从第 10 孔开始,由后向前在每孔中加入菌液。第 1 排各孔加 50μl 伤寒沙门菌 O 抗原菌液,第 2 排各孔加 50μl 伤寒沙门菌 H 抗原菌液,第 3 排各孔加 50μl 甲型副伤寒沙门菌 H 抗原菌液,第四排各孔加 50μl 乙型副伤寒沙门菌 H 抗原菌液(如表 1-10-1)。

6.轻轻震荡混匀,放置 45℃恒温箱孵育 1h 后取出,室温静置 15min,观察结果。

表 1-10-1　肥达反应　　　　　　　　　　(单位:ml)

	1	2	3	4	5	6	7	8	9	10
生理盐水	50	50	50	50	50	50	50	50	50	50
1:10 病人血清	50	50	50	50	50	50	50	50	50	50
										弃去
菌液	50	50	50	50	50	50	50	50	50	50
最终稀释液	1:40	1:80	1:160	1:320	1:640	1:1280	1:2560	1:5120	1:10240	对照

【实验结果】

1.观察前先勿摇晃,以免凝块分散。先看对照孔,后看实验孔。

2.凝集程度以"+"、"++"、"+++"、"++++"表示,以"-"表示不凝集(表 1-10-2)。

表 1-10-2　肥达实验结果判定表

凝集物	上清液	凝集程度
全部凝集	澄清	＋＋＋＋
大部分凝集	基本透明	＋＋＋
有明显凝集	半透明	＋＋＋
很少凝集	基本浑浊	＋
不凝集	浑浊	－

3.凝集效价的判定:通常以能与一定量的抗原发生肉眼可见明显凝集(2＋)的血清最高稀释度为血清凝集效价。

【注意事项】

1.病人 1∶10 血清只加入到每排的第 1 孔中,然后做倍比稀释。

2.倍比稀释过程中,要注意尽量避免出现气泡。

3.倍比稀释只稀释到第 9 孔,第 10 孔是对照,不含病人血清。

【思考题】

1.简述伤寒沙门菌、志贺菌、大肠埃希菌的主要鉴别要点。

2.从粪便、血液、尿液中分离出大肠埃希菌分别有何意义?

(陈锦龙)

实验 11　呼吸道感染细菌的分离培养及微生物学鉴定

呼吸道感染细菌是指经呼吸道传播、主要引起呼吸道器官或呼吸道以外器官病变的一类细菌。主要包括结核分枝杆菌（*Mycobacterium tuberculosis*）、白喉棒状杆菌（*C. diphtheriae*）、嗜肺军团菌（*L. pneumophila*）等。

【实验目的】

1. 熟悉齐-尼（Ziehl-Neelsen）抗酸染色法。
2. 熟悉结核分枝杆菌的形态特点。
3. 熟悉白喉棒状杆菌的形态染色特点、染色方法及培养特点。
4. 了解白喉棒状杆菌的毒力实验方法。

结核分枝杆菌

结核分枝杆菌是引起结核病的病原菌，可从多途径进入人体，侵犯全身各脏器，其中以肺结核为多见。结核病是一种慢性消耗病，至今仍为我国重要的传染病之一，其诊断需综合临床资料、放射学检验资料及细菌学检验资料，其中确诊仍有赖于细菌学检验。

【结核分枝杆菌检测程序】

检测程序见图 1-11-1。

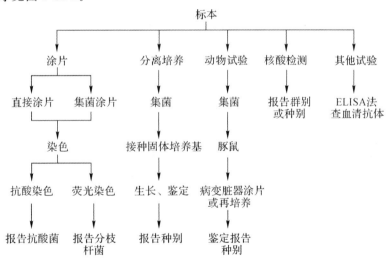

图 1-11-1　结核分枝杆菌检验程序

【实验原理】

目前临床上常用的检查方法为涂片抗酸染色镜检：取患者痰、尿、粪、脑脊液、胸腹水标本直接涂片或集菌后涂片，抗酸染色若检出抗酸阳性分枝杆菌，结合临床症状即可初步诊断。一般涂片检查菌量需 5000～50000/ml,标本中菌数少于此数时不易获得阳性结果。

抗酸染色法:分枝杆菌属是一类细长略带弯曲的杆菌,有分枝生长趋势,由于菌体含大量分枝菌酸故不易着色,经加温或延长染色时间才能着色,一旦着色后,能抵抗盐酸酒精的脱色作用,故又称为抗酸性杆菌。

利用 PCR 技术检测结核分枝杆菌 DNA 可用于结核病的早期和快速诊断。

【实验器材】

1.结核病人痰标本。
2.抗酸染色液:石炭酸复红液、3%盐酸酒精溶液、吕氏美蓝溶液。
3.普通光学显微镜。

【实验方法】

1.涂片:取患者清晨咳出的痰液,用棉拭子小心蘸取痰液少许作涂片,自然干燥,火焰固定。

2.染色:

(1)涂片平放,滴加石炭酸复红液,5min 后水洗。

(2)以 3%盐酸酒精液脱色 2min,随即用水冲洗。

(3)以吕氏美蓝液复染 1min,水洗。

(4)待干后,油镜下观察。

【实验结果】

染成红色者为抗酸阳性菌,非抗酸性细菌及细胞染成蓝色。

【注意事项】

1.涂片时,不要涂太厚。
2.染色时,注意控制染色时间。
3.废弃标本需经高压蒸汽灭菌后方能丢弃或清洗。
4.为防止实验室造成传染,可用卡介苗代用病人痰液中的结核菌。

白喉棒状杆菌

白喉棒状杆菌是人类白喉的病原体。白喉是一种急性传染病,常见于儿童,因患者咽喉部出现灰白色假膜而得名。该菌在患者咽喉部位繁殖并分泌外毒素入血引起局部和全身中毒症状。如不及时治疗可导致死亡,因此早期快速诊断对于本病的治疗、预后及防止传播都具有重要意义。

白喉棒状杆菌具有明显的形态学特征:细长微弯,一端或两端膨大呈棒状,常排列成"V"、"L"形或栅栏状。G^+菌,菌体着色不均,有浓染颗粒,用异染颗粒染色法(如奈瑟染色法)染色可见明显的异染颗粒。取患者咽喉部假膜作涂片,用革兰染色、美蓝染色或异染颗粒染色法染色镜检,如发现有上述典型形态学特征者即刻作初步诊断。进一步可用毒力实验鉴定产毒白喉棒状杆菌。

【白喉棒状杆菌检测程序】

检测程序见图 1-11-2。

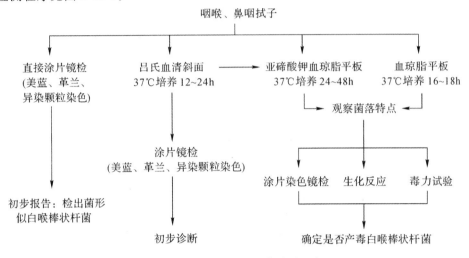

图 1-11-2　白喉棒状杆菌检测程序

【实验原理】

白喉棒状杆菌在含有凝固血清的吕氏培养基上生长迅速,菌体形态典型,异染颗粒明显;呈现灰白色、湿润光滑的小菌落。在含有 0.3～0.4g/L 亚碲酸钾血琼脂平板上生长时,可使亚碲酸钾还原为元素碲,菌落呈黑色。

【实验器材】

1. 白喉棒状杆菌吕氏血清斜面 18h 培养物。
2. 亚碲酸钾血平板白喉棒状杆菌培养物。
3. 美蓝染色液、革兰染色液、奈瑟染色液。

【实验方法】

1. 观察白喉棒状杆菌在吕氏血清斜面上的生长情况及在亚碲酸钾血平板上的菌落特征。
2. 取三张玻片,用吕氏血清斜面白喉棒状杆菌培养物分别在三张玻片上作涂片,自然干燥,火焰固定后,分别用美蓝染色法、革兰染色法、奈瑟染色法染色,待干镜检(油镜),绘图。
   (1)美蓝染色法:滴加美蓝染色液 1～2 滴于固定的涂片标本,染色 1min,水冲洗。
   (2)革兰染色法:按照本书中《细菌的基本形态及结构观察》章节中所述进行染色观察。
   (3)奈瑟染色法:涂片加热固定后,以甲液染色 3min,水洗;再以乙液染色 1min,水洗。

【实验结果】

1. 观察记录白喉棒状杆菌在吕氏血清斜面上的生长得菌落特征。
2. 观察记录白喉棒状杆菌亚碲酸钾血平板上的菌落特征。

3.镜下形态观察:用革兰染色和美蓝染色法时,菌体着色不均匀,常呈现深染颗粒。奈瑟染色时,可见菌体中被染成黑色的异染颗粒,菌体呈黄褐色。

【注意事项】

1. 白喉棒状杆菌在吕氏血清斜面上的生长菌落较小,颜色与培养基颜色接近,要注意观察。

2.各种染色方法要严格控制时间。

【思考题】

1.结核患者初步诊断的依据?如何判断抗酸阳性菌?为何结核分枝杆菌具有抗酸性?

2.白喉患者微生物检查有何重要意义?初步诊断的依据是什么?

(陈锦龙)

实验 12　病毒的形态与结构观察

病毒是形态最微小,结构最简单的微生物,其基本性状包括:①体积微小,能通过细菌滤器,需要电镜才能观察到;②结构简单(非细胞型),无完整的细胞结构;③只含有一种类型的核酸(DNA 或 RNA);④专性活细胞内寄生;⑤以复制方式进行繁殖;⑥对抗生素不敏感。

有些病毒在宿主细胞内增殖后,在细胞的一定部位(胞核、胞质或两者兼有)出现一个或多个、圆形或椭圆形、嗜酸性或嗜碱性的斑块状结构,即包涵体,对病毒感染的辅助诊断具有一定的价值。

【实验目的】

1. 熟悉病毒的形态。
2. 熟悉观察病毒包涵体的方法。

病毒包涵体观察

【实验原理】

狂犬病病毒可在多种动物中感染与传播。感染后在易感动物或是人的中枢神经细胞中增殖,可在胞浆内形成一个或多个、圆形或椭圆形、嗜酸性包涵体,称之为内基小体(Negri body)。

【实验器材】

1. 狂犬病病毒包涵体(Negri body),H-E 染色标本。
2. 光学显微镜或电脑等。

【实验方法】

通过光学显微镜或电脑观察狂犬病毒包涵体。

【实验结果】

可见其位于神经细胞胞浆内 1 个或数个大小不等的圆形或椭圆形,红色嗜酸性包涵体,即为内基小体。包涵体的周围有一不染色光带,称为明晕。

【注意事项】

观察内基小体时,注意与细胞核区分,内基小体嗜酸性,位于胞浆内,被染成红色。

病毒电镜照片观察

【实验原理】

病毒大小的测量单位为纳米(nm),需用电子显微镜观察才能看清其形态与结构。病毒的形态多种多样,大多数病毒为球形或近似球形,少数为杆状、弹状、丝状和砖块状。

【实验器材】

病毒电镜照片:乙型肝炎病毒、甲型肝炎病毒、人类免疫缺陷病毒、SARS 冠状病毒、登革病毒、流感病毒、脊髓灰质炎病毒、疱疹病毒、轮状病毒、痘病毒、狂犬病毒、烟草花叶病毒。

【实验方法】

观察不同的病毒,并记录描述。

【实验结果】

可以观察到不同形态的病毒颗粒。

【注意事项】

观察时要注意观察各种病毒的特征性结构,例如,观察流感病毒时要注意观察其包膜上的刺突。

【思考题】

1.何谓包涵体? 检查包涵体有何实际意义?
2.病毒的形态有哪些?
3.试述乙型肝炎病毒的结构。
4.试述流感病毒的结构。

(陈锦龙)

实验 13 呼吸道感染的病毒学检验

呼吸道病毒是指以呼吸道作为侵入门户,并在呼吸道黏膜上皮细胞中增殖,引起呼吸道局部感染或呼吸道以外组织器官病变的一类病毒。主要包括流感病毒、麻疹病毒、腮腺炎病毒、副流感病毒、呼吸道合胞病毒、鼻病毒、冠状病毒等。90％以上的急性呼吸道感染由病毒引起。对于呼吸道病毒的检测方法主要包括病毒分离培养、血清学诊断和 PCR 技术等快速诊断方法。

【实验目的】

1. 熟悉病毒严格细胞内寄生的特性。
2. 了解流感病毒的分离、培养与鉴定过程。
3. 掌握病毒血凝、血抑实验的反应原理及用途,熟悉其结果判断。

【流感病毒分离与鉴定程序】

鉴定程序见图 1-13-1。

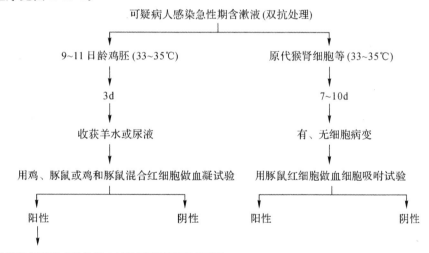

图 1-13-1 流感病毒分离与鉴定程序

鸡胚的观察

【实验原理】

鸡胚是培养病毒及立克次体最易得的活细胞材料,受精卵一般经 21d 的孵育即可发育成小鸡,用于接种培养的一般为 6～12d 的鸡胚,了解鸡胚的结构是进行鸡胚接种的基础。

鸡胚的结构(见图 1-13-2)从内到外分为鸡胚、羊水腔、卵黄囊、尿囊腔、气室等部分,每一部分都有膜的结构将其他部分隔开,羊水腔内充满保护鸡胚生长发育的液体,一般随鸡胚发育而扩大;卵黄囊内贮备供鸡胚生长发育用的营养物质,随鸡胚生长发育,营养消耗而逐渐缩小;尿囊腔是鸡胚代谢产物的贮存室。

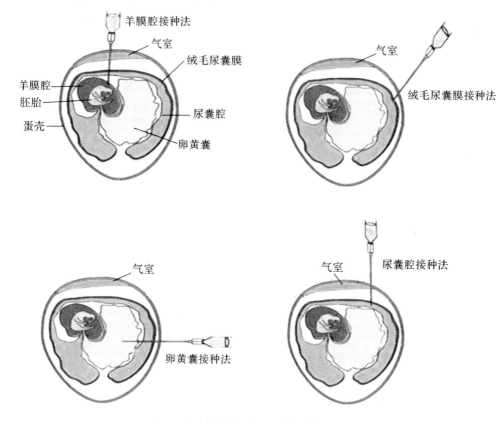

图 1-13-2　鸡胚接种方法

【实验器材】

1.来抗鸡受精卵,其特点是个大、壳薄、色浅,易于在检卵灯下检视。

2.检卵箱。

【实验方法】

手持鸡蛋放入检卵箱的检卵孔上,缓慢地将鸡蛋翻动,从各个方向注意观察鸡胚的结构。

1.孵育前:于检卵灯上检查鸡蛋是否受精。将受精卵用清水刷干净,用干布拭干,放入孵育箱中孵育,控制温度为 38～39℃,相对湿度为 45%～60%。

2.孵育 3d 后,每天翻动鸡蛋 1～2 次。

3.孵育后第 4 天,于检孵灯下检视,淘汰死胚,留下活胚:

活胚胎——血管清晰,可见鸡胚显影及胚动。

死鸡胚——血管模糊昏暗,胚动呆滞或不动。

未受精卵——不见鸡胚痕迹。

4.孵育后第 6～12 天检视。根据上述观察到的活鸡胚,继续孵育 6～12d 再进行观察及接种,这时观察注意气室、鸡胚及其他部分的相对位置,用铅笔将气室及鸡胚的位置画出。

【实验结果】

可以观察到气室及鸡胚的位置,并用铅笔画出来。

【注意事项】

1.气室为透光透亮的部位,注意观察。

2.慢慢旋转鸡胚观察胚胎,随着旋转胚胎可能会有不同程度的移动,注意观察。

鸡胚的接种

【实验原理】

病毒具有严格的细胞内寄生性,必须提供活的机体、组织或细胞才能使其增殖。常用的培养方法有动物接种、鸡胚培养及组织细胞培养等。

鸡胚培养方法操作简便,适用于流感病毒、痘病毒、疱疹病毒和脑炎病毒等的培养。鸡胚培养的接种方法有很多,最常用的有绒毛尿囊膜接种法、羊膜腔接种法、尿囊腔接种法和卵黄囊接种法。可根据病毒的特性,选择适宜的接种途径。流感病毒初次分离一般采用鸡胚羊膜腔接种法或尿囊腔接种法。

Ⅰ.鸡胚尿囊腔接种方法

【实验器材】

1.鸡胚(已孵育 9～11d)。

2.疑为流感病人的嗽液。

3.1ml 注射器、5 号针头、液体石蜡(以上均已灭菌)、胶布、钻子、镊子。

【实验方法】

1.孵育 9～11d 的鸡胚,置检卵灯上检视,画出气室及胚胎位置,同时在尿囊与气室交界边缘上约 1～2mm 处作一标记。

2.用碘酒消毒标记部位,用消毒针钻孔,仅破蛋壳,勿穿卵膜。

3.将鸡胚直立于卵架上,注射器垂直经气室而穿入 1cm 即达尿囊腔,注射流感病人嗽液 0.2ml。

4.接种后,用熔化石蜡封此小孔,放入 37℃温箱培养 40～48h 可收集。流感病毒培养一般孵育 40～48h 即可收获。24h 内死亡者为非特异性死亡,弃去。

5.解剖及收获。收获前应先将鸡胚放于 4℃冰箱过夜使其血液凝固,以免解剖时出血过多。将鸡胚直立于卵架上,消毒气室部位卵壳,用无菌镊子将壳剥去,另用一无菌镊撕开壳膜及绒毛尿囊膜,用无菌毛细管吸取尿囊液,放置无菌试管中。

【实验结果】

可收获得到澄清的尿囊液约 5～6ml。

【注意事项】

1.无菌操作,避免污染。

2.解剖时要避免出血过多。

Ⅱ.卵黄囊接种法

【实验器材】

1.鸡胚(已孵育 9～11d)。

2.疑为流感病人的嗽液。

3.1ml 注射器、5 号针头、液体石蜡(以上均已灭菌)、胶布、钻子、镊子。

【实验方法】

1.取孵育 9～11d 的鸡胚,灯检画出气室。

2.将卵置卵架上,气室向上,用碘酒、酒精消毒气室部的卵壳。

3.用无菌锥在气室中心钻一小孔,注射器由气室小孔向胚胎位置相反方向,沿卵中轴做 20°～30°角倾斜刺入 3cm,即达卵黄囊内,注入待检材料 0.5ml。

4.拔出针头,用石蜡封住穿刺孔。放入 37℃温箱培养 40～48h 可收集。

【实验结果】

可收获到培养液。

【注意事项】

1.无菌操作,避免污染。

2.注意注射的角度及深度。

Ⅲ.鸡绒毛尿囊膜接种法

绒毛尿囊膜接种法适用于天花、牛痘、单纯疱疹等病毒的培养。

【实验器材】

1.鸡胚(已孵育 9～11d)。

2.牛痘苗病毒稀释液。

3.1ml 注射器、5 号针头、液体石蜡(以上均已灭菌)、胶布、钻子、镊子。

【实验方法】

1.取孵育 9～11d 的鸡胚,将气室及胎位画出。

2.在人工气室的位置,用碘酒消毒后,以小砂轮磨开一个三角形的窗口,只破掉蛋壳,但不伤卵膜,另在天然气室端的中央钻一小孔。用橡皮头自气室端小孔将气室中空气吸出使绒毛尿囊膜下陷与卵膜分离,而形成一人工气室。

3.在形成的人工气室处,将卵膜去掉,滴入牛痘苗病毒稀释液 0.2ml,迅速将胶布封于三角形卵窗上,以熔化石蜡封闭气孔。

4. 接种后放入 37℃温箱孵育,每日观察鸡胚生活情况,培养 4～5d 后放入冰箱,死亡的,随时发现随时放入冰箱。

5. 将感染病毒的鸡胚自冰箱中取出,用碘酒、酒精消毒人工气室面,然后撕去胶布,将三角形窗口扩大,此时在明亮处可清楚地看到牛痘斑为白色的点状,有时融合成一堆或一片。

6. 左手用镊子夹起绒毛尿囊膜,右手用小剪在卵壳的圆周剪下绒毛尿囊膜,放入无菌生理盐水培养皿中洗涤 2 次,将膜张开,可更清楚地看到膜上的牛痘斑。

【实验结果】

可收获到牛痘斑。

【注意事项】

无菌操作,避免污染。

Ⅳ. 鸡胚羊水囊（腔）接种法

【实验器材】

1. 鸡胚(已孵育 9～11d)。
2. 疑为流感病人的嗽液。
3. 1ml 注射器、5 号针头、液体石蜡(以上均已灭菌)、胶布、钻子、镊子。

【实验方法】

1. 取孵育 9～11d 的鸡胚,将气室及胎位画出。

2. 将鸡胚竖于卵架上,消毒气室部,用无菌钻子和镊子沿天然气室的边缘和胎位靠近处开一方形(每边 1cm)小窗。

3. 用无菌小镊子挑去方形卵膜,用无菌吸管吸取石蜡油滴入 2 滴,石蜡在气室面的卵膜上很快散开,使膜透明化,这样在检卵灯下可清楚地观察到整个鸡胚。

4. 用无菌 1ml 注射器吸取 0.2ml 检材（如流感病毒液）,针头自窗口对着鸡胚直下,穿过绒毛尿囊膜、羊水囊膜进入羊膜腔,注入检材 0.2ml。注意穿刺注射时勿伤鸡胚本身。

5. 接种完毕,用无菌胶布封口,鸡胚放于 37℃温箱培养 48～72h。

接种也可以不用滴加石蜡和在检卵灯下进行。用无菌的钝尖小镊子穿过绒毛尿囊膜,轻轻将羊水囊呈伞状提起,然后用注射器针头刺入,注入检材,封闭窗口。

6. 接种后孵育期间,每日灯检,24h 内死亡者为非特异性死亡,弃去;2～4d 死亡者为特异性死亡,收获前放冰箱。

7. 收获:从冰箱中取出鸡胚,碘酒消毒气室端,撕去胶布扩大窗口,用无菌镊撕去卵膜及绒毛尿囊膜,然后用毛细吸管吸去尿囊液,左手用镊子镊住羊膜腔,右手以毛细吸管插入羊膜腔吸取羊水。收获的羊水可测定病毒血凝效价及进行进一步的鉴定。

这种方法适于分离流感、腮腺炎等病毒。

【实验结果】

可收获到一定量的羊水。

【注意事项】

无菌操作,避免污染。

流感病毒的鉴定

【实验原理】

血球凝集实验(简称血凝实验):流感病毒包膜上有两种刺突,以疏水末端镶嵌到脂质双层中,化学成分为糖蛋白,其中一种称为血凝素(HA),另一种称为神经氨酸酶(NA)。HA可被裂解为 HA1 和 HA2,HA1 可与红细胞表面受体及宿主细胞表面受体相结合,与病毒的吸附感染有关。多种动物(人、鸡、豚鼠)红细胞表面有 HA1 的受体,流感病毒通过其表面的 HA1 与红细胞表面的受体结合而引起红细胞凝集。该实验可用于流感病毒的鉴定。

【实验器材】

1. 病毒尿囊液、0.5%鸡红细胞悬液、生理盐水。
2. 20 孔 U 型塑料板、1ml 吸管、橡皮吸头。

【实验方法】

1. 取一块洁净晾干的 20 孔 U 形塑料板,用标签纸做好标记,用吸管吸取生理盐水于 10 个孔内各加入 0.2ml。在第 1 孔内加入已稀释成 1:5 的流感病毒尿囊液 0.2ml,混匀后吸出 0.2ml 至第 2 孔,再混匀后吸 0.2ml 至第 3 孔,如此稀释至第 9 孔,于第 9 孔吸出 0.2ml 弃去,第 10 孔作对照,不加病毒尿囊液(表 1-13-1)。

2. 每孔加入 0.5%鸡红细胞悬液和生理盐水各 0.2ml,摇匀,置室温 45min 后观察结果。

表 1-13-1　血球凝集实验

孔号	1	2	3	4	5	6	7	8	9	10
生理盐水(ml)	0.2	0.2	0.2	0.2	0.2	0.2	0.2	0.2	0.2	0.2
尿囊液(ml)	0.2*	0.2	0.2	0.2	0.2	0.2	0.2	0.2	0.2	弃去
病毒稀释度	1:10	1:20	1:40	1:80	1:160	1:320	1:640	1:1280	1:2560	对照
补充生理盐水(ml)				各 0.2						
0.5%鸡红细胞悬液(ml)				各 0.2						

* 为 1:5 稀释尿囊液

【实验结果】

1. 实验现象观察:观察红细胞凝集程度。

"++++":红细胞均匀铺于孔底,致密呈团,边缘不整,呈锯齿状。

"+++":基本同上,但较疏松,分布面积较大。

"＋＋":红细胞于孔底形成一个环状,四周有小凝集颗粒。

"＋":红细胞于孔底形成小团,但边缘不光滑,四周有小凝集颗粒。

"－":不凝集红细胞沉于孔底形成一圆点,边缘整齐,似纽扣状。

2.结果判断:以出现"＋＋"凝集的最高病毒稀释度为凝集效价,亦即 1 个血凝单位。例如,1∶320 为＋＋,即为 1 个血凝单位,在红细胞凝集抑制实验中需用 4 个单位病毒血凝集,按上例 1 个血凝单位为 1∶320,则 1∶80 为 4 个血凝单位。

【注意事项】

1.用反复吹吸法稀释混匀病毒或血清时,手法要轻、稳,尽量减少气泡出现。

2.为了实验准确,加红细胞时,应从最后一孔起向前加。

3.加样完毕,可将塑料板放光滑台面上慢慢划圈摇匀,但要防止溅出。

4.观察结果时,塑料板底部垫上白纸,减少移动并按时观察。

流感病毒型别的鉴定

【实验原理】

流感病毒特异性抗体和相应病毒结合后可以抑制该病毒的血凝作用,称为血球凝集抑制实验,简称血抑实验。

应用型或亚型特异性抗体(免疫血清)与新分离的流感病毒株进行血凝抑制实验,可以鉴定流感病毒的型或亚型。

也可以用已知型或亚型的流感病毒与病人血清进行血抑实验作出血清学诊断,血清学诊断必须采取病人双份血清(急性期和恢复期)进行测定,恢复期血清效价比急性期增高 4 倍或 4 倍以上才有诊断意义。

【实验器材】

1.流感病毒尿囊液(4 个血凝单位)。

2.抗亚洲甲型日本亚型流感病毒免疫血清。

3.抗亚洲甲型香港亚型流感病毒免疫血清。

4.0.5％鸡红细胞悬液。

5.生理盐水、20 孔 U 型塑料板和吸管等。

【实验方法】

1.取干净 20 孔 U 型塑料板两块,用标签纸做好标记。

2.每板 1～9 孔内各加入生理盐水 0.2ml。

3.于第一板第 1 孔和第 8 孔中各加入稀释成 1∶5 的抗亚洲甲型日本亚型流感病毒免疫血清 0.2ml,混匀后,从第 1 孔吸出 0.2ml 加入第 2 孔,按同法稀释至第 7 孔,从第 7 孔吸出 0.2ml 弃去(血清稀释度分别为 1∶10～1∶640)。

4.第二板按同法加入抗亚洲甲型香港亚型流感病毒免疫血清进行稀释。

5.于每板 1～7 孔和第 9 孔中,各加入 4U 流感病毒血凝素 0.2ml,第 8 孔不加流感病毒血凝素,作血清对照。

6.每板第 10 孔作为鸡红细胞对照孔加入生理盐水 0.4ml。

7.摇匀,室温静置 10min 后,于两板各孔内分别加入 0.5%鸡红细胞悬液 0.2ml,摇匀。

8.室温静置 45min 后观察结果,能完全抑制红细胞凝集的最高血清稀释度为血凝抑制效价(表 1-13-2)。

表 1-13-2 血球凝集抑制实验

孔号	1	2	3	4	5	6	7	血清对照	病毒对照	红细胞对照
生理盐水(ml)	0.2	0.2	0.2	0.2	0.2	0.2	0.2	0.2	0.2	0.4
抗血清(ml)	0.2*	0.2	0.2	0.2	0.2	0.2	0.2	0.2*	—	—
血清稀释度	1:10	1:20	1:40	1:80	1:160	1:320	1:640	弃去		
4 个单位病毒尿囊液(ml)				各 0.2				—	0.2	—
				摇匀后,室温静置 10min						
0.5%鸡红细胞悬液(ml)				各 0.2						

* 为 1:5 稀释的抗血清

【实验结果】

出现红细胞凝集完全被抑制的最高血清稀释度为红细胞凝集抑制效价。比较两块板的血凝抑制效价,对新分离的流感病毒型别作出鉴定。

【注意事项】

1.抗亚洲甲型日本亚型流感病毒免疫血清和抗亚洲甲型香港亚型流感病毒免疫血清只在第 1 孔和第 8 孔中加入。

2.倍比稀释直到第 7 孔,第 8、9、10 孔是对照孔。

【思考题】

1.试述血凝实验和血抑实验的原理。

2.流感病毒分型和甲型流感病毒亚型鉴别的依据是什么?

3.为何甲型流感病毒引起的流感易出现大流行?

(陈锦龙)

实验 14　乙型肝炎病毒抗原抗体的检测

　　用 ELISA 法检测病人血清中的乙型肝炎病毒（HBV）抗原、抗体是目前临床上诊断乙型肝炎最常用的检测方法。主要检测 HBsAg、HBcAg、HBeAg 及其相应抗体，由于 HBcAg 在血清中不易检出，故通常只检测 HBsAg、抗-HBs、HBeAg、抗-HBe 及抗-HBc（俗称"两对半"）。其中 HBsAg 的检测最为重要，可发现无症状携带者，是献血员筛选的必检指标。这里介绍 ELISA 法。

　　HBV 抗原抗体的血清学指标与临床关系较复杂，必须对几项指标同时分析，还必须结合临床及肝功能综合评价，才有助于临床诊断和治疗。

【实验目的】

　　了解和熟悉乙型肝炎的检测方法及原理。

【检测程序】

　　取患者血液→离心的患者血清标本→ELISA 法检测乙肝"两对半"→结果判定→发报告。

ELISA（夹心法）测定"两对半"

【实验原理】

　　1. 双抗体夹心法：如 HBsAg、HBeAg 试剂盒。

　　将抗-HBs（或抗-HBe）联接（包被）到聚苯乙烯微量反应板上，加入被检血清标本，若血清中含有 HBsAg（或 HBeAg），则在微量反应板孔内形成抗原抗体复合物，再加入酶标记的抗-HBs（或抗-HBe）与复合物中的 HBsAg（或 HBeAg）结合，然后加入底物，酶催化底物显色，根据显色的程度进行 HBsAg（或 HBeAg）的定性或定量判定。

　　2. 双抗原夹心法：如抗-HBs 试剂盒。

　　用 HBsAg 包被微量反应板，加入被检血清标本，再加入酶标 HBsAg，加底物显色，用以检测血清中是否有抗-HBs。

　　3. 竞争法：如抗-HBe 试剂盒。

　　将抗-HBe 结合于固相载体上，然后同时加入被检血清标本和中和试剂（含有一定滴度的 HBeAg），如果被检标本中含有抗-HBe 则和固相载体上的抗-HBe 竞争结合 HBeAg，被检标本中抗-HBe 的含量越高，竞争结合的 HBeAg 越多，而与固相载体上的抗-HBe 结合的 HBeAg 量越少，加入酶标抗-HBe 与已经结合到固相载体上的 HBeAg 量越少，加入底物显色的颜色越浅；反之，颜色则越深。

　　4. 竞争抑制法：如抗-HBc 试剂盒。

　　将抗-HBc 结合于固相载体上，然后加入 HBcAg，形成抗原抗体复合物，再加入被检血清标本和酶标抗-HBc。被检血清标本中若无抗-HBc，则酶标抗-HBc 与复合物中的 HBcAg

结合,被检血清标本中若含有抗-HBc,则被检血清标本中的抗-HBc 与复合物中的 HBcAg 结合,竞争性地占去了酶标抗-HBc 与复合物中 HBcAg 结合的机会,是酶标抗-HBc 与复合物中 HBcAg 结合的量减少。加入底物显色,根据颜色的深浅判定结果。

【实验器材】

1.患者血液标本。

2.试剂盒:分别含乙型肝炎病毒 HBsAg、抗-HBs、HBeAg、抗-HBe 及抗-HBc(试剂盒的反应板上已经包被好相应的抗原或抗体)。

3.其他:微量移液器、吸头、恒温箱、洗涤液、吸水纸和离心机等。

【实验方法】

1.患者血液离心得待检血清标本。

2.打开试剂盒,取出微量反应板。在微量反应板上依次做好标记 HBsAg、抗-HBs、HBeAg、抗-HBe、抗-HBc 各 3 孔。

3.在第一排中,依次向 HBsAg、抗-HBs、HBeAg、抗-HBe、抗-HBc 孔加入 $100\mu l$ 待检血清标本。

4.在第二排中,分别依次加入 HBsAg、抗-HBs、HBeAg、抗-HBe、抗-HBc 1 滴阳性对照血清。

5.在第三排中,分别依次加入 HBsAg、抗-HBs、HBeAg、抗-HBe、抗-HBc 1 滴阴性对照血清。

6.分别向各孔加入相应的酶结合物 1 滴,振荡摇匀,置 37℃恒温箱 30min。

7.取出后用洗涤液洗板 5 次,每次冲洗后拍干。

8.加入底物 A、B 各 1 滴,置 37℃恒温箱 15min。

9.取出后加终止液 1 滴。

10.根据颜色判定结果。

【实验结果】

1.先观察阳性和阴性对照孔结果。

2.与阳性对照结果相同的判定为阳性,与阴性对照结果相同的判定为阴性。

【注意事项】

实验标本为患者血液标本,注意无菌操作避免污染,接触到患者血液标本的器材都要统一放置废物缸内,统一灭菌。

【思考题】

1.目前乙型肝炎病毒学诊断的主要依据是什么?

2.抗-HBs、抗-HBe、抗-HBc 的检出有何意义?

(陈锦龙)

实验 15　真菌的形态与结构的观察

【实验目的】

掌握真菌的形态与结构。

【实验原理】

真菌是一大类细胞核高度分化,有核膜及核仁,并有完整细胞器的真核细胞型微生物。其不含叶绿素,有单细胞真菌或多细胞真菌,按无性生殖或有性生殖方式繁殖。真菌种类繁多,有 10 万种以上,大多数对人类有益无害,如用于酿酒、制备氨基酸、抗生素等。引起人类疾病的真菌仅有 300 余种,包括致病性真菌、条件致病性真菌、产毒以及致癌真菌。

真菌比细菌大几倍甚至几十倍。结构比细菌复杂,按形态可分为单细胞真菌和多细胞真菌两大类。单细胞真菌呈圆形或卵圆形,常见于酵母菌或类酵母菌。对人致病的主要有新生隐球菌和白假丝酵母菌。多细胞真菌有菌丝和孢子,且相互交织成团,称丝状菌(fila-mentous fungus),又称霉菌(mold)。菌丝和孢子的形态不同,可作为真菌诊断的依据。

【实验器材】

1. 单细胞真菌:白假丝酵母菌(革兰染色)。
2. 多细胞真菌:皮肤癣菌(乳酸酚棉蓝染色)。

【实验方法】

高倍镜下观察真菌细胞的形态、排列、染色性,注意观察菌丝和孢子的形态。

【实验结果】

1. 单细胞真菌可观察到白假丝酵母菌为革兰阳性单细胞真菌,菌体呈卵圆形、大小不等、染色不均,可见到假菌丝呈藕节状,丛生的芽生孢子呈圆形或卵圆形。
2. 多细胞真菌观察:
(1) 菌丝:真菌丝;假菌丝;有隔菌丝;无隔菌丝;气中菌丝;营养菌丝;球拍样菌丝;鹿角样菌丝;螺旋样菌丝;梳状菌丝和结节状菌丝等。
(2) 孢子:大分生孢子;小分生孢子;厚膜孢子;关节孢子和孢子囊孢子等。

【注意事项】

1. 观察时注意鉴别假菌丝与真菌丝。
2. 注意观察不同菌丝和孢子的形态。

【思考题】

　　1.试述单细胞真菌的形态与结构。

　　2.试述多细胞真菌的形态与结构。

（陈锦龙）

实验 16　真菌的培养

【实验目的】

1.掌握真菌培养的方法。

2.掌握观察真菌菌落的方法。

一、沙保弱(Sabourand)琼脂培养基接种法

【实验原理】

大多数真菌对营养要求不高,培养基有沙保弱琼脂培养基、麦芽糖培养基、葡萄糖培养基、玉米粉培养基等。沙保弱琼脂培养基中有葡萄糖、蛋白胨及琼脂可以满足真菌生长的营养要求,为真菌培养最常用的培养基。培养基为弱酸性 (pH4.6~6.0),生长最适温度为22~28℃(浅部真菌),某些深部病原性真菌在 37℃生长较好,需要较高的湿度和氧气。生长缓慢,需要培养 1~2 周才出现典型菌落,培养检查是鉴别真菌的重要方法。

【实验器材】

待培养物、75%酒精、无菌生理盐水、沙保弱培养基。

【实验方法】

将皮屑、甲屑、毛发标本经 75%乙醇浸泡 2~3 min 以杀死杂菌,无菌生理盐水洗净后接种于沙保弱培养基上,置室温或 37℃温箱培养,每 2~3d 观察一次。

【实验结果】

真菌种类极多,形态各种各样,但就菌落形态来说,一般可分为 3 种类型:酵母型、类酵母型菌落及丝状菌落。各种菌落的特点如下:

酵母型菌落:是单细胞真菌的菌落形式。菌落表面光滑、柔软而致密,类似一般细菌菌落。显微镜下可见圆形或椭圆形芽生孢子,如酵母菌、隐球菌。

类酵母样型菌落:有部分单细胞真菌的菌落外观性状同酵母型菌落,显微镜下可见菌落表面在出芽繁殖后,芽管延长不与母细胞脱离形成假菌丝。假菌丝由菌落向下生长,伸入培养基中,这种菌落成为类酵母菌样型落,如白假丝酵母菌。

丝状菌落:是多细胞真菌的菌落形式。由许多疏松的菌丝体构成,菌落呈棉絮状、绒毛状或粉末状。可看到伸向空间的气生菌丝和伸入到培养基深部的营养菌丝。菌落正背两面可显出各种不同的颜色,如白色、黄色、红色、紫色、绿色和灰色等。丝状菌落的形态、结构与颜色常作为鉴定真菌的参考,如毛霉菌、皮肤丝状菌。

【注意事项】

观察完的真菌培养物要集中高压灭菌,避免污染环境。

二、小培养法

【实验原理】

小培养法可以在显微镜下直接观察,避免取样时破坏菌丝体和孢子的形态,可以随时观察真菌的生长形态(如大分生孢子、小分生孢子等),还可以随时观察真菌生长发育情况,有利于菌种的鉴定。

玻片法

【实验器材】

待培养物、平皿、载玻片、盖玻片。

【实验方法】

在无菌平皿中先倾注 10～15ml 沙保弱培养基,待凝固后,无菌操作将琼脂切成约 $1cm^2$ 的方块,再将琼脂块移放在灭菌的载玻片上,然后在小块培养基四边接种已分纯的真菌菌种,盖上无菌盖玻片,移入有一定湿度的无菌平皿内,置 22～28℃孵育。

【实验结果】

动态观察生长过程,根据菌丝和孢子的特点鉴定真菌类别。

【注意事项】

无菌操作,避免污染。

钢圈法

【实验器材】

白假丝酵母菌、沙保弱培养基、无菌玻片、盖玻片、钢环(带有缺口)、石蜡。

【实验方法】

1.用无菌镊子取无菌小培养钢环,环的两面分别蘸取熔化的固体石蜡,平置于无菌载玻片上,另取一无菌盖玻片,在酒精灯火焰上加热后覆盖于钢环上,待冷后,小培养钢圈即被固定于载玻片与盖玻片之间。

2.用毛细滴管吸取融化的培养基,从钢环上端孔注入,注入量占容积的 1/2 即可。

3.培养基冷却凝固后,用接种针挑取材料,由上端孔接种于环内培养基上。

4.置湿盒内,室温或 37℃下培养 2～3d 后,逐日观察,镜下可连续看到真菌生长过程及菌丝、孢子等特征,一般 7d 左右即可长好。

【实验结果】

在显微镜下连续观察生长情况,可见到有胞壁增厚的厚膜孢子及假菌丝。

【注意事项】

无菌操作,避免污染。

【思考题】

1. 如何进行真菌的人工培养?

2. 真菌的分离培养方法与细菌的分离培养方法有何不同?

(陈锦龙)

实验 17　其他微生物的形态学观察

一、支原体的形态学观察

【实验目的】

掌握支原体的形态特征。

【实验原理】

支原体（$mycoplasma$）是一类缺乏细胞壁、呈高度多形性、能通过滤菌器、能在无生命培养基中生长繁殖的最小原核细胞型微生物。

支原体首先由 Nocard 等在 1898 年从牛传染性胸膜肺炎的胸腔积液中发现，当时命名为牛胸膜肺炎微生物（PPO）。1937 年由 Dienes 首先从人体分离出此微生物，1967 年，被正式命名为支原体。

支原体分布广泛，存在于人、植物、动物、组织培养物以及土壤、污水等中。支原体没有细胞壁，归属于柔膜体纲支原体目支原体科，下分 4 个属。4 个属中和人类疾病密切相关的是支原体属和脲原体属，支原体属有 119 种，脲原体属有 7 个菌种。从人体中分离出来的支原体有 16 个菌种，其中对人类致病的主要是肺炎支原体（$M.\ pneumoniae$）和解脲脲原体（$U.\ urealyticum$）。

支原体体积微小，大小一般为 $0.3\sim0.5\mu m$，可通过滤菌器。无细胞壁，不能维持菌体的固有形态，故形态上呈高度多形性，有球形、杆形、丝状和分枝状等。革兰染色阴性，但不易着色。常以 Giemsa 染色为佳，染成淡紫色。

【实验器材】

解脲脲原体电镜照片。

【实验方法】

观察解脲脲原体电镜照片。

【实验结果】

观察解脲脲原体的形态特征。

二、立克次体的形态学观察

【实验目的】

掌握立克次体的形态特征。

【实验原理】

立克次体(*rickettsia*)是一类严格细胞内寄生的原核细胞型微生物,与节肢动物关系密切,是引起斑疹伤寒、恙虫病、Q 热等传染病的病原体。其名称是为纪念首先发现而后在研究中不幸牺牲的美国病理学家立克次(Howard Taylor Ricketts)而命名的。

立克次体的共同特点 :①多引起自然疫源性疾病;②与节肢动物关系密切,以其作为传播媒介或储存宿主;③大小介于细菌和病毒之间;④多形态性,主要为球杆状;⑤专性细胞内寄生。

对人类致病的立克次体主要包括四个属:即立克次体属(*Rickettsia*)、柯克斯体属(*Coxiella*)、罗沙利马体属(*Rochalimaea*)与埃立克体属(*Ehrlichia*)。在我国分布的主要致病立克次体有:普氏立克次体、斑疹伤寒立克次体、Q 热柯克斯体及恙虫病立克次体等。

球杆状或呈多形态性,大小介于细菌和病毒之间[$(0.3\sim0.6)\mu m\times(0.8\sim2.0)\mu m$],革兰染色阴性,但不易着色。常用 Giemsa 及 Giemenez 法染色。用 Giemsa 法立克次体被染成紫蓝色,用 Gimenez 法立克次体被染成红色。立克次体在感染细胞内排列可呈单个、成双或聚集成团排列。在宿主细胞内,不同立克次体的寄居部位并不同,如普氏立克次体分散分布于胞浆中,恙虫病立克次体则多成堆排列分布于核旁,斑点热立克次体可分布于胞浆或核内,Q 热柯克斯体则在胞浆空泡(吞噬溶酶体)内繁殖。立克次体的结构及化学组成与革兰阴性菌相似。

【实验器材】

1.恙虫病立克次体(Giemsa 染色)玻片标本。
2.普通光学显微镜。

【实验方法】

显微镜下观察恙虫热立克次体形态特征。

【实验结果】

可观察到细胞核旁成堆排列染成紫蓝色的恙虫病立克次体。

三、衣原体的形态学观察

【实验目的】

掌握衣原体的形态特征。

【实验原理】

衣原体(*chlamydiae*)是一类严格细胞内寄生、能通过细菌滤器、并具有独特发育周期的原核细胞型微生物。

衣原体的共同特性:①革兰阴性,圆形或椭圆形;②有细胞壁,但无肽聚糖,只含微量胞壁酸;③严格细胞内寄生,有独特的发育周期,以二分裂方式繁殖;④含有 DNA 和 RNA 两种核酸;⑤有核蛋白体和独立的酶系统;⑥对多种抗生素敏感。

衣原体广泛寄生于人、哺乳动物及禽类。对人类致病的衣原体有沙眼衣原体、肺炎衣原体及鹦鹉热衣原体。衣原体感染较常见,发病率有上升趋势,应给予重视。

在普通光学显微镜下观察衣原体可见两种大小、形态各异的颗粒。一种为小而致密的颗粒,称为原体(elementary body,EB);一种为大而疏松的颗粒,称为网状体(reticulate body,RB)。原体具有强感染性,Giemsa 染色呈紫色,Macchiavello 染色呈红色。网状体,亦称为始体,以二分裂方式繁殖,为繁殖型,无感染性,Macchiavello 染色呈蓝色。

【实验器材】

沙眼衣原体的包涵体(Giemsa 染色)照片。

【实验方法】

观察沙眼衣原体的包涵体照片。

【实验结果】

可观察到沙眼衣原体的包涵体的形态特征。

四、螺旋体的形态学观察

【实验目的】

掌握螺旋体的形态特征。

【实验原理】

螺旋体(*spirochete*)是一类运动活泼、细长、柔软、弯曲呈螺旋状的原核细胞型微生物。基本结构与细菌相似,有细胞壁、核质,在细胞壁与外膜之间有轴丝,轴丝的屈曲与收缩使螺旋体能自由活动,繁殖方式为二分裂,对抗生素敏感。

螺旋体分布广,种类多。依其抗原性、螺旋数目、大小与规则程度及两螺旋的间距不同分为五个属,其中对人和动物致病的有三个属:钩端螺旋体属、疏螺旋体属和密螺旋体属。

钩端螺旋体(简称钩体)种类多,包括问号状钩端螺旋体和双曲钩端螺旋体。问号状钩端螺旋体能引起人和动物的钩端螺旋体病(钩体病),为人畜共患病,呈世界性分布,我国绝大多数省份有不同程度的流行,南方各省最为严重。

钩体大小长约 $6\sim20\mu m$,宽 $0.1\sim0.2\mu m$,其螺旋盘绕细致、规则而紧密,一端或两端弯曲呈钩状,常呈"C"、"S"或"8"字形。暗视野显微镜下可见钩体像一串发亮的细珠粒,运动活泼,革兰染色阴性,不易着色。常用 Fontana 镀银染色,染成棕褐色。也可以在暗视野显微镜下观察钩体的形态和运动情况。

【实验器材】

1.钩端螺旋体(镀银染色)玻片标本。
2.普通光学显微镜。

【实验方法】

显微镜下观察钩端螺旋体形态特征。

【实验结果】

可观察到被染成棕褐色,呈"C"、"S"或"8"字形的钩端螺旋体。

【思考题】

1. 试述支原体与细菌 L 型的区别。
2. 试述羌虫病立克次体的致病性。
3. 试述衣原体的发育周期。
4. 试述钩端螺旋体的致病性。
5. 试述梅毒螺旋体的致病性。

（陈锦龙）

第二篇　寄生虫学实验

第一章 实验总则

一、实验目的

寄生虫学和寄生虫学实验是医学专业的基础课程之一,它既是一门形态科学,又是一门实验性科学。本学科实验的主要目的是:①加深理解、巩固和掌握本学科的基本理论知识;②掌握寄生虫学实验的基本技能,即通过做好观察标本及操作,牢固掌握常见寄生虫,特别是与诊断有关的形态特点及其实验诊断技术。

二、光学显微镜的使用与维护

寄生虫学实验最常用的仪器是显微镜,因此应在生物学、组胚学的学习基础上进一步熟练掌握对显微镜的使用与维护。

1. 显微镜使用的方法

先将电源打开,再用聚光器调节光的强度,然后将待观察标本置于载物台上用低倍镜观察,以粗螺旋调节至物像可见,以细螺旋调节至物像清晰。需用高倍镜观察时,应将待观察的部分移向视野中央,再转换高倍镜。如要求用油镜观察,应先在低倍镜下找到观察的物体平面,滴加香柏油,然后转油镜观察。需指出的是:因高倍镜和油镜对光线要求更强,所以要做相应调节。调节部件主要是聚光器(上调光增强,下调光变弱)、光阑(开大则亮,缩小则暗)和光源。

2. 镜下观察标本的方法

为保证被观察的标本不遗漏,必须按一定的顺序进行观察。高倍镜下观察含粪、尿等排泄分泌物时,应加盖盖玻片,以免污染镜头。

3. 维护的方法

显微镜是一种较贵重的仪器,保养不好将造成损失并影响观察标本的效果和工作效率。因此,应正确进行保养:①从镜柜中拿出或放入时,应把握好反光镜,以防掉落损坏;②镜头不干净或污染有镜油时,可用拭镜纸轻擦,绝对不能用手或粗布擦拭,以防损坏镜头或沾染油污;③接物镜或接目镜不得随便拿出或卸下,以防灰尘落入镜筒内;④使用完毕,应将物镜台上的标本取下,已使用油镜的,应用少量擦镜剂拭擦镜头;降下聚光器,把接物镜转成"八"字形,然后放入镜柜。

三、生物学绘图原则

对寄生虫标本绘图,需按照生物学绘图的原则,这是寄生虫学基本技能训练的内容之一。进行绘图前应仔细观察标本,在标本特征认识的基础上,再下笔描绘,力求做到真实准确。同时要特别注意以下几点:

1. 图像正确

标本的外形和内部结构的形象要符合实际。

2. 比例正确

标本的长宽,内部结构的位置和比例,以及整体安排要恰当。

3. 色彩正确

绘蠕虫虫卵和虫体图要求为点线图(以线和点构成轮廓图),不得用涂阴影的方法做图。线条要光滑,无重叠现象,点要细小、均匀。一般用黑色铅笔,对某些原虫则按染色标本的实际颜色作图。

4. 标字规格

标字是说明标本结构的方法,一律用平行线引出后标字。

5. 注释准确

在所画图的正下方,需注明所画标本的准确名称及观察该标本时所用的放大倍数。

四、显微镜测微尺的使用(参考)

显微镜测微尺是用来测量在镜下所见物体大小的方法,检验人员应具备使用测微尺的基本技能。

1. 材料

(1)物镜测微尺:又称物尺或校正尺(为一片中央具有刻度的标尺,全长 1mm,划分为 10 大格,每大格又分 10 小格,每 1 小格长 0.01mm,仅作校正用。)

(2)目镜测微尺:又称目尺(为一直径约为 2cm 的圆形玻片,其上刻有 0～100 的刻度,分成 10 大格每格又分 10 个小格)。目尺在使用时被放在目镜的光阑上。

2. 校正目尺的格值

(1)将物尺置于镜台上,先用低倍镜在较暗的光线下找物尺上的标尺,然后,移动物尺,使目尺的刻度与物尺的左端刻度完全相重叠。此时,从右边找完全相重叠的刻度,记录两标尺在重叠区范围内各多少格数。对高倍镜也应作同样的校正。

(2)应用以下公式计算目尺的每格长度(格值):

$$目尺每格格值 = \frac{物尺格数}{目尺格数} \times 0.01mm$$

(格尺单位由 mm 转为 μm,将数值×1000 即可)

3. 测量标本

为了减少测量误差,应对每一目尺的格值测量三次,求其平均值。此外,镜上目尺如要用在另一显微镜测量时,必须重新校正。用已校正格值的目尺即可测出镜下物体的大小。例如:当用低倍镜测出某种寄生虫卵的长度为目尺的 4 格,而已知每格等于 15μm 时,则该虫卵长度为 15μm×4＝60μm。

五、寄生虫标本的类别和实验方法

(一)标本类别与观察方法

寄生虫标本一般分为大体标本(福尔马林固定标本或浸制标本)、针插标本和玻片标本(包括封片标本和染色标本)。观察时应分别采用不同的方法:

1. 大体标本

主要为较大的寄生虫虫体及其所引起的病理标本,可用肉眼或放大镜观察,观察时首先要辨认是何种寄生虫、何阶段,然后仔细观察其形态、大小、颜色和结构,结合致病与诊断,达到系统掌握。如为病理标本则应联系寄生虫的致病机制,掌握其病理改变的特征。

2.针插标本

一般为昆虫标本,装在透明管中,用肉眼或放大镜观察,了解外观基本结构特征。

3.玻片标本

为某些体积较小的寄生虫成虫、幼虫及蠕虫虫卵和原虫。它可以采用不同方法制作而成,因此可分为以下四种类型:

(1)一般新鲜液体涂片标片:如粪便、尿液、阴道分泌物等的新鲜涂片标本。此类标本镜检时多为直接用低倍镜观察(不加盖片)。因液体具有流动性,故镜台必须保持水平,不能倾斜。需用高倍镜复核时,必须注意涂抹材料的厚度要小于高倍镜的工作距离(约 0.5mm),以免浸及高倍物镜而造成损坏,必要时应加盖玻片后才转换高倍。

(2)胶封液体虫卵标本:此类标本适于长期保存使用。它的整个结构由大小两块盖玻片及一块载玻片组成,并以中性树胶封固。大盖玻片之下的中央有一小盖玻片,大小盖玻片之间,就是含有虫卵及粪渣液体的地方,即镜检范围。镜检时必须使盖玻片的中央位于镜下,并按照显微镜的使用规则,先用低倍镜找到含粪渣和虫卵的平面进行观察;操作时必须注意标本的正反面,勿使物镜压破盖片,以免标本报废和镜头损坏。

(3)染色涂片标本:此类标本常见的有疟原虫的厚薄血片标本、丝虫微丝蚴的厚血膜涂片标本、阿米巴原虫的粪便涂片标本、阴道毛滴虫的阴道分泌物涂片标本等。为了便于观察和鉴定虫种,大多数经固定染色而又很少加盖片封固,故使用时应注意避免磨损。另外,此类标本经常须用油镜观察,因此油镜使用后,要求既将标本上的香柏油抹除干净而又不能损坏涂膜。标本不用时要避光保存,以免褪色。

(4)蠕虫、昆虫的盖片胶封标本:蠕虫、昆虫的虫体较厚,制成封面标本后,往往较一般组织学或病理学的标本厚,因此镜检时注意勿使标本的上下面放错。

(二)观察要求

1.对自学标本首先要了解标本的大小,如为较大的虫体,则应用放大镜或解剖镜观察,否则应用显微镜观察。先在低倍镜下寻找标本,并将其移至视野中央,然后换高倍镜观察其细微结构;要求用油镜观察的原虫标本,应在滴加镜油的条件下观察。

2.镜检粪便、血液和体液涂片标本时,须按图 2-0-1 所示顺序进行,仔细观察,不得遗漏,以免影响被检结果的准确性。

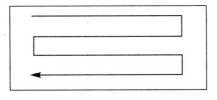

图 2-0-1 标本顺序观察法示意图

3.由于寄生虫标本的厚薄和颜色深浅不同,大小不一致,在观察标本时,要求的放大倍数和对光线的强度也不相同,故应随时作适当调整才能看清物像。

4.对要求在镜下观察的示教标本,一般有指针指在视野中央,观察时,请勿移动玻片,以免影响其他同学观察。

5. 检查新鲜未经杀死的活标本时,必须注意避免污染双手和其他用具,以防感染及造成病原的传播。

（三）技术操作

各项技术操作,特别是对粪便和血液或体液中各种寄生虫不同发育阶段的检查方法,是本学科要求学生掌握的主要技术。必须按照实验要求,认真操作,并积极思考每种方法的设计依据,了解各个操作环节的意义。在操作过程中,既要做到不怕脏、不怕臭,又要避免粪、血和其他体液对实验环境的污染,防止产生实验室感染。

六、注意事项

1. 实验前应预习当次实验内容,进实验室要穿白大衣,带齐实验指导、教材、作业本及绘图工具(HB 铅笔及彩色铅笔)。

2. 实验时应严格遵守实验室规则:

(1) 不迟到、不早退,并保持肃静。

(2) 服从老师的指导和安排,并严格按照实验指导规程认真做好各项实验,根据自己的实验结果按时完成作业,若要求写实验报告,应简明扼要、重点突出。

(3) 实验过程中不得擅自移动示教标本,如有不清楚者,可请老师解决,以免搞错,影响其他同学观察;要爱惜显微镜、标本、药品及实验室其他物品。

(4) 实验结束时应整理好标本,如有损坏应及时向老师说明。

(5) 实验后应将污染的标本和玻片等物放在指定地方,并清洗干净,每次实验应安排值日,做好实验室清洁卫生。

3. 理论联系实际,锻炼独立思考问题和解决问题的能力。

（吕　刚）

第二章 线 虫

实验1 似蚓蛔线虫(蛔虫)

【实验目的】

1. 掌握蛔虫受精卵及未受精卵的形态特点;粪便直接涂片法。
2. 熟悉蛔虫的基本形态特征。
3. 了解蛔虫幼虫和成虫的致病作用。

【生活史】

人蛔虫成虫寄生于人体小肠内,虫卵随粪便排出,在外界发育为感染期卵,被人误食后,幼虫在小肠孵出,钻入肠壁血管,随血流至肺,继而又到达小肠才发育为成虫;在幼虫移行过程中可致沿途脏器损害,尤以肺组织损害多见。成虫有钻孔、扭结成团的习性,有时可引起严重的并发症。

【实验内容】

形态观察

1. 受精蛔虫卵(玻片标本) 椭圆形,大小约为$(45\sim75)\mu m\times(35\sim50)\mu m$(在蠕虫卵中属中等大小),卵壳厚;壳表面通常有一层凹凸不平的蛋白质膜,新鲜粪便中的虫卵因受宿主胆汁染色呈棕黄色;卵内有一大而圆的卵细胞。

2. 未受精蛔虫卵(玻片标本) 长椭圆形,大小约为$(88\sim94)\mu m\times(39\sim44)\mu m$,有时其形状不甚规则,棕黄色,卵壳及蛋白质膜均较受精卵薄,卵内含有许多折光性强的颗粒(卵黄颗粒)。

3. 无蛋白质膜卵(玻片示教标本) 受精卵及未受精卵排出体外后,有时其外面的蛋白质膜已脱落,此时卵壳无色透明,观察时应注意勿与其他虫卵和植物细胞混淆。

4. 感染期虫卵(玻片示教标本) 由受精卵在外界经过发育形成的具有感染性的虫卵,卵内为一条幼虫。新鲜粪便中不能见到此类虫卵。

5. 成虫外部形态(浸制标本) 活蛔虫呈肉红色,经固定后呈灰白色。虫体圆柱形,两端较细,体表光滑而有细纹。雌虫较大,尾端尖细而直;雄虫较小,尾端向腹侧卷曲,有一对镰状的交合刺。虫体前端有"品"字形排列的唇瓣,唇瓣内缘具细齿,侧缘各有小乳突1对,为感觉器官。腹面有肛门(尾端)及雌虫阴门(虫体前1/3与中1/3交界处)的开口。虫体两侧各有一条侧线。

6. 虫体内部结构(示教) 观察解剖标本可以看到,虫体体腔内除了一条顺直的消化管外,其余均为生殖器官,呈管状结构(子宫、卵巢)。雌性生殖系统为双管型,雄性生殖系统为单管型。

7.病理标本(示教)

(1)胆道蛔虫病:可见蛔虫钻入胆道、胆囊,严重的可见钻入肝脏。

(2)蛔虫性肠梗阻:蛔虫扭结成团,完全或部分阻塞肠道。

(3)蛔虫性肠穿孔:因蛔虫性肠梗阻,导致肠组织缺血坏死,蛔虫自肠腔内穿出。

(4)蛔虫性阑尾炎:可见蛔虫钻入阑尾。

(5)蛔蚴性肺炎:可见肺组织中幼虫,其周围有大量细胞浸润。

技术操作(粪便生理盐水直接涂片法)

【原理】

将粪便涂成薄膜,借助显微镜观察病原体。

【材料】

载玻片、竹签、生理盐水、显微镜。

【方法】

1.取载玻片1张,在玻片中央滴生理盐水1滴,用竹签取火柴头大小的粪便,在生理盐水中混匀,摊开呈薄膜状。

2.显微镜下观察:一般在低倍镜下观察,如需用高倍镜观察,需加盖片。

3.观察完毕后,将玻片放于消毒缸中。

【注意事项】

1.玻片应清洁无油,拿玻片时应用手指夹着玻片的边缘,勿以指面接触玻片面,以避免油渍污染。

2.粪膜厚薄适当,以透过粪膜能模糊见到书本上的字迹为宜。

3.观察结果应按一定顺序,以免遗漏,热天要注意观察的速度,以防粪膜干燥,影响结果的观察。

4.正确使用显微镜,低倍镜转高倍镜时须注意勿使粪膜污染镜头。

5.用过的竹签、玻片、粪纸包等务必投入指定的容器内,养成防污染的习惯。

＊病原学检查以在粪便中查见蛔虫虫卵或虫体为确诊依据。

【实验作业】

绘制蛔虫的受精卵及未受精卵图。

【思考题】

1.确诊蛔虫感染的依据是什么?

2.粪便检查未发现蛔虫卵是否可以排除蛔虫感染?

3.受精卵与未受精卵形态有哪些不同?

实验 2　毛首鞭形线虫(鞭虫)

【实验目的】

　　1. 掌握鞭虫卵的形态特征。

　　2. 了解鞭虫成虫的形态。

【生活史】

　　鞭虫成虫主要寄生于人体盲肠内,虫卵随粪便排出,在外界发育为感染期卵,被人吞食后,幼虫在小肠中孵出,下行至盲肠发育为成虫。

【实验内容】

形态观察

　　1. 虫卵(玻片标本)　用低倍镜观察。卵的形状似腰鼓,大小约为$(50\sim54)\mu m\times(22\sim23)\mu m$,色棕黄,卵壳厚;两端各有塞状透明栓一个;在新鲜粪便中所见虫卵内含一个卵细胞。

　　2. 成虫(浸制标本)　可直接用肉眼观察。鞭虫形似马鞭状,虫体前部细长,约占虫体的3/5;后部较粗。灰白色,雌虫较长,尾端不弯曲;雄虫较短,尾向腹面作360°卷曲,有交合刺一根。

　　3. 病理标本(示教)

　　鞭虫寄生于结肠壁:从病变的肠壁上,可见虫体后 2/5 粗端悬垂在肠壁外,虫体前 3/5 细端插入肠黏膜内。

技术操作(选做)

　　1. 粪便生理盐水直接涂片法

　　2. 加藤厚涂片法　利用粪便定量或定性厚涂片,以增加视野中虫卵数,经甘油和孔雀绿处理,使粪膜透明,从而使粪渣与虫卵产生鲜明的对比,视野光线变得柔和,以减少眼睛的疲劳,并可作虫卵定量检查。

　　3. 饱和盐水漂浮法

　　* 病原学检查以在粪便中查见鞭虫卵为确诊依据。

【实验作业】

　　绘制鞭虫卵。

【思考题】

　　鞭虫和蛔虫的生活史有何异同?

实验 3　钩　虫

【实验目的】

1. 掌握十二指肠钩虫和美洲板口线虫的形态鉴别及钩虫卵的形态特点;饱和盐水漂浮法。
2. 熟悉钩蚴培养法及两种钩蚴的鉴别要点。

【生活史】

钩虫寄生在人体小肠内,虫卵随粪便排出,在适宜条件下孵出杆状蚴并发育至丝状蚴,丝状蚴具感染性,可钻入人体皮肤而引起感染。幼虫随血流至肺,再到小肠而发育为成虫。

【实验内容】

形态观察

十二指肠钩虫与美洲钩虫的成虫形态有显著差别,而虫卵却非常相似。

1. 虫卵(玻片标本)　用低倍镜检查,观察时光线不能太强。钩虫卵为椭圆形,大小约为 $(56\sim76)\mu m\times(36\sim40)\mu m$,壳薄,无色,刚排出体外的虫卵,内含 $4\sim8$ 个细胞(如粪便搁置 $1\sim2$ 天后则卵内细胞分裂为多细胞期或发育为幼虫期)。卵壳与细胞间有明显空隙(注意钩虫卵的大小、外形、颜色、卵壳及内容物与无蛋白膜的蛔虫卵的区别)。十二指肠钩虫和美洲钩虫的虫卵在形态上没有区别。

2. 成虫(浸制标本)　可直接用肉眼观察。十二指肠钩虫及美洲钩虫,均呈乳白色,雌虫比雄虫大,雌虫尾端尖细而直,雄虫尾端膨大成伞形。两种钩虫虫体弯曲情况不同,可作为虫种鉴别特征之一。十二指肠钩虫前端与虫体弯曲一致,似"C"字形;美洲钩虫前端与身体弯曲相反,似"S"字形。

3. 成虫(染色玻片示教标本)　比较观察两种钩虫成虫的口囊、交合伞、交合刺形状及背辐肋分支。两种钩虫形态比较见表 2-3-1。

表 2-3-1　两种人体钩虫成虫的鉴别

鉴别要点	十二指肠钩虫	美洲板口线虫
大小(mm):雌虫	$(10\sim13)\times0.6$	$(9\sim11)\times0.4$
雄虫	$(8\sim11)\times(0.4\sim0.5)$	$(7\sim9)\times0.3$
体态	前端与后端均向背面弯曲,体略呈"C"形	前端向背面仰曲,后端向腹面弯曲,体略呈"S"形
口囊	腹侧缘有两对钩齿	腹侧缘有一对板齿
交合伞	略呈圆形	略呈扁圆形或扇形
背辐肋	远端分支,二分三歧	基部分支,二分两歧
交合刺	有两刺,末端分开	两根合并,末端呈倒钩状

4.病理标本(示教)

(1)犬钩虫成虫寄生于狗小肠(浸制标本)。

(2)钩蚴性皮炎 钩虫幼虫钻入人体皮肤,表现为皮肤表面的红色丘疹、水疱、脓疱等。

(3)钩蚴性肺炎 肺组织切片镜下可见钩蚴与其周围的大量炎性细胞浸润。

技术操作

Ⅰ.饱和盐水漂浮法

【原理】

利用比重较大的饱和盐水,使比重较小的虫卵(特别是钩虫卵)漂浮在液体表面,而达到浓集目的。

【材料】

漂浮瓶、载玻片、竹签、滴管、饱和盐水、显微镜。

【方法】

1.用竹签取黄豆大小的粪便置于含少量饱和盐水的漂浮瓶中,调匀后除去粪中的粗渣;

2.缓慢加入饱和盐水至液面略高于瓶口但不溢出为止,在瓶口覆盖载玻片一张;

3.静置 15min;

4.将载玻片提起并迅速翻转,进行镜检。

【注意事项】

1.盐水的配制一定要饱和。将食盐徐徐加入盛有沸水的容器内,不断搅动,直至食盐不再溶解为止(100ml 水中可加食盐 35~40g)。

2.粪便要取黄豆大小,太多太少都影响浓集效果。

3.玻片要清洁无油,防止玻片与液面间有气泡或漂浮的粪渣。

4.漂浮的时间须按规定。

5.翻转玻片时要轻巧、迅速,勿使附着在玻片上的液体滴落。

Ⅱ.钩蚴培养法

【原理】

创造钩虫卵发育为钩蚴的条件,并利用钩蚴有向湿性的特点浓集钩蚴,以诊断钩虫病。

【材料】

滤纸条、竹签、1cm×10cm 试管、铅笔、冷开水、放大镜、培养箱。

【方法】

1.取一支 1cm×10cm 试管,加入冷开水约 1ml;

2.将滤纸剪成与试管等宽但较试管稍短的"T"形纸条,横条部分用铅笔书写受检者姓名或编号;

3. 取蚕豆大小的粪便，均匀地涂在纸条的上 2/3 部分（避免粪便与水接触），将纸条插入试管，下端浸入水中（不要接触水底），加塞塞紧，置于 20～30℃ 条件下培养。培养过程中必须注意补充管内蒸发掉的水分。

4. 3～5d 后用肉眼或放大镜检查试管底部水中有无钩蚴。钩蚴虫体透明，做蛇形活动。如为阴性，应继续培养至第 7 天；如气温太低，可将培养管放入温水（30℃左右）中数 min 后，再行检查；如需做虫种鉴定，可吸取培养管底部的沉淀物滴于载玻片上镜下观察。

【技术操作】（方法介绍）

1. 改良加藤厚涂片法　常用于各种蠕虫卵的定量检查。
2. 小管浮集虫卵计数法　常用于测定钩虫在人体内的感染度。
3. 钩蚴培养计数法　在粪便定量基础上作钩蚴培养法。
4. 感染度计算方法（选做）　按公式计算出蠕虫成虫数，再按表 2-3-2 标准确定感染度。

$$寄生蠕虫数 = \frac{EPG \times 一天粪便克数}{此种雌虫每天产卵数} \times 2$$

表 2-3-2　钩虫感染度的划分标准

感染程度	微度	轻度	中度	重度	超重度
成虫寄生数（条）	1～25	26～100	101～500	501～1000	10001～3000
每克粪便虫卵数（EPG）	<2000	2100～11000	>11000		

* 病原学检查以在粪便中查见钩虫卵或孵化出钩蚴为确诊依据。

【实验作业】

绘制钩虫卵。

【思考题】

1. 粪便检查钩虫卵时为何常见到多细胞期的卵？
2. 钩虫对人体有何危害？
3. 诊断钩虫感染，除粪检查虫卵之外，还有何种检查？
4. 诊断钩虫病的粪检方法有哪些，各有何优缺点？
5. 如何计算 EPG 和评定钩虫的感染度？
6. 哪些生产过程可能引起钩虫病流行，如何防治？

实验 4 蛲 虫

【实验目的】

1. 掌握蛲虫卵的形态特点。
2. 熟悉成虫的外形特征及诊断蛲虫病的技术操作。

【生活史】

蛲虫寄生于人体盲肠、结肠及阑尾,雌虫在肛周产卵,适宜条件下很快发育为感染性虫卵,可自体反复感染和异体感染。

【实验内容】

形态观察

1. 虫卵(玻片标本) 用低倍镜观察,注意光线不宜太强。虫卵为不对称椭圆形,一侧扁平,一侧隆起,无色透明,大小约为 $(50\sim60)\mu m\times(20\sim30)\mu m$,初产卵内含有蝌蚪期胚蚴,经短时发育为含幼虫卵。

2. 成虫(浸制标本) 可用肉眼直接观察,虫体为乳白色,雌虫较大,长约 1cm,体中部因内含充盈虫卵的子宫而较宽,尾尖细。

3. 成虫(染色玻片示教标本) 头端两侧角皮膨胀呈翼状,称头翼(其实头端四周有一圈完整的泡状突起,故又称头泡)。食管末端呈球形,子宫内充满虫卵,尾尖细,约为体长的 1/3。

技术操作 (肛门拭子法)

Ⅰ.透明胶纸法

【原理】

蛲虫在肛周产卵,故利用胶纸粘取虫卵进行检查。

【材料】

透明胶纸带、载玻片、显微镜。

【方法】

1. 将透明胶纸粘贴贴在干净的载玻片,玻片一端写受检者姓名、编号等。
2. 检查时,将胶纸揭下,用胶面粘贴肛门周围皮肤,然后将胶面平铺于载玻片上,低倍镜下检查。

【注意事项】

1. 清晨起床后,在未排便之前检查;

2.胶纸与玻片之间有许多气泡时,镜检前可揭起胶纸,滴少量生理盐水后将胶纸平铺再镜检。

Ⅱ.棉签拭子法

【原理】

利用湿棉签对肛周虫卵有黏附作用。

【材料】

生理盐水、棉签、玻璃离心管、吸管、离心机。

【方法】

1.先将棉签用生理盐水浸透,挤去过多的水分,在受检者肛周和会阴部皮肤拭擦;

2.将此棉签放入盛有清水的离心管中,充分搅动,取出棉签;

3.经离心沉淀后倒去离心管中的上清液,取沉渣镜检。

* 病原学检查以在肛周查见蛲虫卵或虫体为确诊依据。

【实验作业】

绘制蛲虫卵。

【思考题】

1.为什么蛲虫病诊断不用粪便检查?诊断时应注意哪些事项?

2.在肛门拭子检查中未发现蛲虫卵时,还有什么办法?

3.确诊蛲虫感染,除查虫卵之外,还可查什么?

实验 5　丝　虫

【实验目的】

1. 掌握班氏丝虫及马来丝虫微丝蚴的形态鉴别、微丝蚴的检查方法。
2. 了解丝虫的致病情况。

【生活史】

班氏丝虫及马来丝虫寄生在人体淋巴系统内,雌雄虫交配后,产出微丝蚴,周期性地出现于周围末梢血液内,在中间宿主(蚊)体内发育为感染期幼虫(丝状蚴)后,通过蚊的叮刺经皮肤而使人感染。

【实验内容】

形态观察

班氏丝虫与马来丝虫形态大体相似而微丝蚴有显著不同。

1. 犬丝虫成虫(浸制标本)　虫体细长,似丝线,乳白色,雄虫尾部向腹面卷曲,雌虫较雄虫长,尾部不卷曲。

2. 两种微丝蚴(染色玻片标本)　在低倍镜视野下微丝蚴为细小弯曲的线状,虫体本身无颜色,经染色后为紫蓝色;高倍镜(或油镜)进一步观察比较两种丝虫微丝蚴的头间隙大小、体态变化、体核分布与密度以及有无尾核等内容,参见表 2-5-2。

表 2-5-2　班氏微丝蚴与马来微丝蚴形态鉴别要点

鉴别要点	班氏微丝蚴	马来微丝蚴
大小	$(244\sim296)\mu m\times(5.3\sim7.0)\mu m$	$(177\sim230)\mu m\times(5\sim6)\mu m$
体态	柔和、弯曲较自然	硬直、大弯上有小弯
头间隙(长:宽)	较短(1:1 或 1:2)	较长(2:1)
体核	圆或椭圆形,较小排列均匀,清晰可数	椭圆形,较大,排列密集重叠,不易计数
尾核	无	两个,前后排列

3. 病理标本(示教)

(1)肢体象皮肿

(2)阴囊象皮肿

技术操作(方法介绍)

1. 厚血膜法　利用班氏丝虫和马来丝虫微丝蚴均有夜现周期性的特点。在夜间(21时以后取血)从受检者耳垂或指尖取血,制成厚血膜,溶血、染色后镜检。

2. 新鲜血滴法　常用于教学及卫生宣传活动。

3. 离心浓集法　静脉取血 10~12 滴,滴入盛有蒸馏水的离心管中,溶血后离心沉淀,取沉渣镜检。此法可提高检出率。

4. 海群生白天诱出法　多用于夜间取血不方便者。

5. 尿及睾丸鞘膜积液离心沉淀查微丝蚴　主要检查班氏微丝蚴。

* 病原学检查以在患者的外周血、尿液、体液中查见微丝蚴,淋巴结中查见成虫为确诊依据。

* 免疫诊断常用有间接免疫荧光抗体实验和 ELISA 双抗体法检测循环抗原。

【实验作业】

绘制班氏或马来微丝蚴图。

【思考题】

1. 用病原学方法诊断丝虫病时应注意哪些问题? 为什么?

2. 丝虫病有哪些主要临床表现? 怎样引起的?

3. 丝虫病能否通过输血感染? 为什么?

4. 在什么情况下应使用免疫学方法来诊断丝虫病?

实验 6 旋毛形线虫(旋毛虫)

【实验目的】

熟悉旋毛虫的生活史;熟悉旋毛虫幼虫的形态及其检查方法。

【生活史】

旋毛虫成虫和幼虫寄生在同一宿主体内,不需在外界发育。成虫寄生在猪、鼠等动物小肠内,幼虫寄生在横纹肌内,人因生食或半生食含有活幼虫的猪肉而感染,在小肠内发育为成虫。雌虫产出幼虫经血循环散布于全身组织,但幼虫仅在横纹肌内发育形成囊包。

【实验内容】

形态观察

1. 肌肉幼虫(染色玻片示教标本) 可见梭形囊包,内含幼虫,盘曲数周,前端在中央。
2. 成虫(示教) 虫体细长,雄虫大小为(1.4～1.5)mm×0.04mm,雌虫为(3～4)mm×0.06mm。食道由长串细胞组成。两性成虫的生殖器官均为单管形。

技术操作(方法介绍):活组织检查法

* 病原学检查以在肌肉组织中查见幼虫为确诊依据。

【思考题】

1. 旋毛虫的生活史与其他线虫有何主要不同点?
2. 旋毛虫幼虫的寄生部位有哪些?
3. 旋毛虫病的免疫诊断方法有哪些?

(伍丽娴)

第三章 吸 虫

实验7 华支睾吸虫(肝吸虫)

【实验目的】

1. 掌握成虫和虫卵的形态特征,掌握改良加藤厚涂片法的操作技术。
2. 熟悉囊蚴的形态、成虫致病及其病变,其他病原检查方法。
3. 了解雷蚴、尾蚴与中间宿主的一般形态,免疫学方法对肝吸虫病的诊断意义。

【生活史】

华支睾吸虫寄生在人或猫、狗的肝胆管内。含毛蚴的虫卵随胆汁流入肠腔,再随粪便排出体外,入水后被第一中间宿主(沼螺、涵螺及豆螺)食入,毛蚴在其体内孵出,经胞蚴、雷蚴、尾蚴各期发育,尾蚴从螺体逸出,侵入第二中间宿主(淡水鱼、虾),发育为囊蚴。人主要因食入生的或半生的含囊蚴鱼虾而感染。猫、狗为本虫的主要保虫宿主。

【实验内容】

形态观察

1. 虫卵(玻片标本) 肝吸虫卵是人体常见寄生虫卵中最小者,大小约为 $29\mu m \times 17\mu m$。在低倍镜下,形如芝麻;用高倍镜检查,虫卵呈淡黄褐色,卵壳较厚,稍窄的一端可见明显小盖,盖的周缘由卵壳外凸形成肩峰,卵盖的另一端为卵壳增厚而形成的逗点状突起,称小疣,卵内有一发育成熟的毛蚴。

2. 成虫(染色玻片示教标本) 在解剖镜或低倍镜下观察。虫体较小,背腹扁平,窄长形。腹吸盘位于虫体前 1/5 之腹面。肠支在虫体两侧,无明显弯曲,其盲端直达虫体后部,体后一睾丸呈分支状前后排列,卵巢分叶,位于睾丸的前方。受精囊和劳氏管明显可见。卵黄腺分布于虫体中段两侧。

3. 成虫(浸制标本) 用放大镜或肉眼观察外部形态。虫体前尖后钝,大小为(10~25)mm×(3~5)mm,体壁薄,半透明。

4. 囊蚴(玻片示教标本) 虫体呈椭圆形,大小为 $138\mu m \times 115\mu m$,两层囊壁,幼虫排泄囊明显。可用两张载玻片取鱼肉压片观察新鲜标本。

5. 尾蚴(玻片示教标本) 虫体分体、尾二部,体椭圆,尾长。

6. 病理标本(浸制标本) 成虫寄生于肝胆管内所致病变。

7. 第一中间宿主 纹沼螺、长角涵螺及赤豆螺均为中型淡水螺类。

8. 第二中间宿主 淡水鱼(鲤科鱼、麦穗鱼)和虾(米虾、沼虾)。

技术操作(方法介绍)

1. 第二中间宿主的检查　在鱼的近背鳍处夹取鱼肉一小块,置两载玻片之间,稍加压力,制成薄片,在低倍镜下检查,寻找囊蚴。

2. 十二指肠引流液离心沉淀法　经十二指肠引流出的胆汁,作离心沉淀,取沉渣镜检,虫卵检出率高。

＊病原学检查以在粪便或十二指肠引流的胆汁中查见虫卵为确诊依据。

＊免疫诊断采用免疫学方法对肝吸虫轻度感染者和肝胆管病变较重者的诊断具有非常重要的诊断价值。

【实验作业】

绘制肝吸虫卵。

【思考题】

1.哪些症状和体征应考虑有肝吸虫感染的可能?

2.用直接涂片法粪检肝吸虫卵的检出率往往不高,请分析其原因。

3.肝吸虫卵易与哪些虫卵相混淆? 应如何加以鉴别?

4.在什么情况下使用免疫学方法来诊断肝吸虫病?

5.肝吸虫的保虫宿主主要是哪些动物? 了解这一点对人体肝吸虫病诊断有何意义?

实验 8　布氏姜片吸虫(姜片虫)

【实验目的】

1.掌握姜片虫卵形态特点。

2.熟悉姜片虫成虫形态特征。

3. 了解各期幼虫和中间宿主的基本形态。

【生活史】

姜片虫寄生于人和猪的小肠内。虫卵随粪排出后,在水中孵出毛蚴,侵入扁卷螺,经胞蚴、雷蚴、尾蚴各期发育,尾蚴从螺体逸出,在水生植物媒介上形成囊蚴,人因生吃含有此囊蚴的菱角及其他水生植物或饮生水而感染。

【形态观察内容】

形态观察

1.虫卵(玻片标本)　姜片虫卵为人体蠕虫卵中最大者,用低倍镜检查,虫卵大小约为$(130\sim140)\mu m\times(80\sim85)\mu m$,卵圆形,淡黄色,一端具有一不明显的小盖,卵内可见 20~40 个卵黄细胞和一个卵细胞,但在固定标本中不易见到卵细胞。

2.成虫(浸制标本)　活虫体为肉红色似瘦肉片,固定后为灰白色。虫体较大,背腹扁平;腹吸盘大且与口吸盘相距甚近。

3.成虫(染色玻片示教本)　肉眼或低倍镜下可见虫体内部肠管分支呈波浪形弯曲;雌雄同体,两个睾丸高度分支,呈珊瑚状,前后排列;卵巢呈佛手状分叶。

4.囊蚴(染色标本)　注意与其他囊蚴相区别。

5. 水生植物媒介　红菱、荸荠及茭白等。

6. 中间宿主(扁卷螺)　扁平盘曲,体小呈棕黄色,常漂浮于水面。

技术操作(选做)

Ⅰ.水洗自然沉淀法

【原理】

利用虫卵和包囊的比重比水大,虫卵和包囊自然下沉,使大量粪便中的虫卵和包囊达到浓集的目的,从而提高了对病原体的检出率。

【材料】

尖底量杯(500~1000ml)、塑料杯、玻棒、铜筛、长吸管、载玻片、盖玻片、污物缸、消毒液。

【方法】

1.取新鲜粪便 30g(鸡蛋大小)置于塑料杯中,加少量清水搅拌成糊状;

2.经筛过滤到尖底量杯中,去粗渣;

3.将量杯加满清水,静置 20min;

4.倒去上清液,再加水后静置 15min,如此反复 2～3 次;

5.缓缓倒去上清液,静置数分钟后,用吸管吸取沉淀物,涂片 3 张镜检。

【注意事项】

1.尽量将粪便搅匀后过滤;

2.注意换水时间,特别是作血吸虫卵检查时,应缩短换水时间或用 5‰NaOH 溶液代替清水,以避免毛蚴孵化;

3.换水时应避免沉渣浮起,使虫卵随上清液流失;

4.粪量较大,应特别避免污染环境。

Ⅱ.直接涂片法

Ⅲ.改良加藤厚涂片法

* 病原学检查以在患者粪便中查见虫卵或成虫为确诊依据。

* 免疫诊断可采用经纯化的成虫及其排泄分泌物抗原作皮内实验或酶联免疫吸附实验检测相应抗体,具有较好的辅助诊断价值。

【实验作业】

绘制姜片虫卵。

【思考题】

1.姜片吸虫卵和肝吸虫卵有何不同点?

2.怎样识别粪便中排出来的虫体是姜片虫?

3.询问病史时要注意哪些问题对姜片虫病诊断有帮助?

实验 9　并殖吸虫(肺吸虫)

【实验目的】

　　1.掌握虫体和虫卵的形态特征。

　　2.熟悉病变特点、病原学和免疫学诊断方法。

　　3.了解第一和第二中间宿主的外观特征,囊蚴的形态结构和分离方法。

【生活史】

　　肺吸虫成虫主要寄生在人、猫、狗等终宿主肺部,虫卵随痰或粪排出,在水中孵出毛蚴,侵入第一中间宿主,经几代无性增殖为尾蚴。尾蚴从螺体逸出后,侵入溪蟹或蝲蛄体内发育为囊蚴。人生食含有囊蚴的蟹类或蝲蛄而感染,童虫在人体需经较长时间的多器官或组织中移行才能到达肺发育成熟。

【实验内容】

形态观察

　　1.虫卵(玻片标本)　用低倍镜检查,虫卵大小为 $(80\sim118)\mu m \times (48\sim60)\mu m$,多呈椭圆形(形态变异明显),较大的一端有一明显卵盖,较小的另一端卵壳增厚。虫卵呈金黄色或黄褐色。卵内有十多个卵黄细胞,如为新鲜虫卵,则可在其中见到一个卵细胞。

　　2.成虫(浸制标本)　成虫背隆腹平,约黄豆大小,活时呈红褐色,死后为灰白色。

　　3.成虫(染色玻片示教标本)　虫体口、腹吸盘大小相似,肠管呈波浪形弯曲于虫体两侧,子宫与卵巢左右并列于虫体中部,两个睾丸左右并列于体后部 1/3 处。

　　4.尾蚴(染色玻片示教标本)　在低倍镜下观察,肺吸虫尾蚴为球形短尾型尾蚴。

　　5.病理标本(兔肺浸制标本)　肉眼可见(兔)肺表面结节隆起。

　　6.第一中间宿主　川卷螺,属黑螺科,中等大小,贝壳呈长圆锥形,壳顶钝。孳生于山溪。

　　7.第二中间宿主　溪蟹、蝲蛄等甲壳类动物。蝲蛄多见于我国东北部。

技术操作(方法介绍)

　　1.痰液涂片法　将病人的痰液作直接涂片镜下找虫卵,需反复多次,如未发现虫卵只见有棱形的夏科·雷登结晶,仍提示有肺吸虫感染的可能。

　　2.痰液消化法　收集 24h 痰液,用 10%NaOH 消化后,离心取沉渣镜检。

　　3.皮下包块活组织检查　将手术活检到的虫体,可直接观察或压薄制片并经染色后在镜下鉴别确定。

　　* 病原学检查以在患者痰液或粪便中查见虫卵或在皮下包块中查见虫体为确诊依据。

　　* 免疫诊断常用肺吸虫成虫制备抗原检测相应抗体,或制备出单克隆抗体检测该虫循环抗原或循环免疫复合物。对病人作检查时,最好使用两种以上的方法进行,同时也应注意肺吸虫与血吸虫和旋毛虫之间的交叉反应。

【实验作业】

绘制肺吸虫卵。

【思考题】

1. 肺吸虫成虫和虫卵有哪些重要形态特征？

2. 为什么肺吸虫有异位寄生？应从哪些排泄物中寻找肺吸虫卵？

3. 对疑有该病的病人作免疫学检查时，应选用两种以上的方法，为什么？

实验 10　日本血吸虫

【实验目的】

1. 掌握成熟虫卵的形态特征、活毛蚴在水中的运动特点。
2. 熟悉组织中未成熟虫卵基本形态,成虫和尾蚴的主要特征,虫卵肉芽肿的病变。
3. 了解钉螺的外形特征。

【生活史】

日本血吸虫寄生在人和哺乳类动物的肝门静脉系统,雌虫产卵于肠壁血管末梢,随血液沉积在肠壁微血管和肝脏,成熟卵释放破坏组织的物质,在局部形成嗜酸性脓肿,位于肠黏膜浅表层的脓肿因受外力影响可向肠腔破溃,其内所含虫卵随溃破的肠组织进入肠腔,然后,随粪排出体外。卵内毛蚴在水中孵出,侵入钉螺,在其体内经母胞蚴、子胞蚴、尾蚴三个阶段的发育和繁殖,尾蚴从螺体逸出至水中,当人因生产或生活下水接触尾蚴时感染。

【实验内容】

形态观察

1. 虫卵(玻片标本)　在粪便中查见的虫卵,其内部毛蚴一般已发育成熟,卵呈椭圆形,淡黄色,壳薄,无卵盖,一侧可见一小棘。在组织查见的有初产卵、含胚胎卵、成熟卵及其死卵(包括近、远期变性卵)或钙化卵的卵谱(表 3-10-1)。

表 3-10-1　组织中未染色日本血吸虫虫卵的死活鉴别要点

	活卵	近期变性卵	远期变性卵
颜色	无色或棕色	灰白或棕黄色	灰褐色
卵壳	清楚	清楚	不清楚
内容物	卵黄细胞、胚团或毛蚴	浅灰色或黑色小点、折光均匀的颗粒或萎缩的毛蚴	两极有密集的黑点含网状结构或块状物

2. 成虫(浸制标本)　用放大镜观察,为雌雄异体。雌虫细长呈线形圆柱状,黑褐色。雄虫较雌虫粗短,背扁平,两侧向腹面卷曲,形成抱雌沟,故作肉眼观察时,呈圆柱状,虫体为白色。

3. 成虫(染色玻片示教标本)　在低倍镜下,主要观察口、腹吸盘位置,雌虫卵巢的形状和位置,雄虫睾丸位置、数目及排列方式,抱雌沟的形状。

4. 毛蚴　将已孵化出有血吸虫毛蚴的三角烧瓶放在有黑色背景的地方,在适当的光线下,用肉眼或放大镜观察,注意寻找接近水面数厘米处快速运动的小白点。仔细观察这些小白点的运动特点(直线游动,碰壁迅速拐弯),且应特别注意与水中其他原生动物(如草履虫)相鉴别。若肉眼观察鉴别困难,可用吸管吸出运动的小白点,置于载玻片上,用低倍镜进行鉴别,其基本形态特征是梨形,体表有纤毛。

5. 胞蚴(染色玻片示教标本) 有母胞蚴和子胞蚴。

6. 尾蚴(染色玻片示教标本) 从钉螺体内释放的尾蚴有单尾型和叉尾型二类;前者是其他吸虫的尾蚴,后者才是血吸虫尾蚴,应注意区别。在低倍镜或高倍镜下观察其外形和内部的基本结构。

7. 病理标本(示教)

(1)血吸虫病动物病理模型 对已感染45~50d的病兔进行解剖,重点观察肝、肠病变,并注意观察成虫在肠系膜静脉内的寄生情况。

(2)虫卵肉芽肿病理切片标本 初步观察虫卵肉芽肿的基本结构与形态。由嗜酸性粒细胞和中性粒细胞与巨噬细胞、淋巴细胞、大单核细胞等围绕虫卵而形成的虫卵结节,注意卵壳周围有呈放射状排列的免疫复合物(何博礼现象)。

(3)晚期病人(照片) 包括腹水型、巨脾型、侏儒型。

8. 中间宿主(湖北钉螺) 分肋壳钉螺(表面具纵肋)和光壳钉螺(表面光滑)两个亚种,都呈塔形,6~9个螺层,属小型螺类,壳口卵圆形,周缘完整,外缘背侧有一条粗的隆起称唇脊,有厣。

技术操作(方法介绍)

1. 毛蚴孵化法 将较大量粪便经水洗自然沉淀法或用尼龙绢筛集卵法浓集后,再行毛蚴孵化,检出率较一般方法为高。

2. 乙状结肠镜检(直肠黏膜活组织检查法) 此法适用于慢性病人的检查。但应注意的是,对未查见活卵或近期变性卵者,不能排除血吸虫感染;若查见死卵者,应根据感染史或治疗史作出判断。

3. 环卵沉淀实验 较常用。抗原为完整的成熟虫卵。

4. 快速酶联免疫吸附实验 最为常用的方法。

* 病原学检查操作繁琐,效率低,很难通过检查粪便作出诊断。故常采用免疫学的方法来辅助诊断血吸虫病。

* 免疫诊断常作为辅助手段用以诊断血吸虫病。这是因为当肠壁出现纤维化后,很难通过检查粪便作出病原诊断,而且病原检查的方法操作繁琐,效率低。

【实验作业】

绘制日本血吸虫卵。

【思考题】

1. 根据日本血吸虫生活史的特点,解释以上各种病原诊断方法的依据?

2. 试比较已学过的线虫和吸虫排出人体阶段(与诊断有关)的形态特点?

3. 日本血吸虫成虫形态有何特点?

(伍丽娟)

第四章　绦　虫

实验 11　带绦虫

【实验目的】

1.掌握链状带绦虫和肥胖带绦虫的鉴别要点、带绦虫卵的形态特征、病原检查方法。

2.熟悉猪囊尾蚴的形态及致病性。

3.了解两种带绦虫完整虫体的基本形态与结构,了解免疫诊断。

【生活史】

链状带绦虫和肥胖带绦虫成虫均寄生于人的小肠。孕节或虫卵随粪便排出体外,被中间宿主吞食后,在其体内发育为囊尾蚴。人因误食生的或半生的含囊尾蚴猪肉、牛肉而感染。猪带绦虫的中间宿主是猪,人亦可作为中间宿主;牛带绦虫的中间宿主是牛。

【实验内容】

形态观察

1.虫卵(玻片标本)　虫卵为小圆球形,壳薄,无色透明,极易破损脱落。镜下可见虫卵直径 $31\sim43\mu m$,具棕黄色、厚且有放射状条纹的胚膜,内含一圆形的六钩蚴。二种带绦虫卵在形态上不易区别。

2.头节(玻片示教标本)　在低倍镜下观察。猪带绦虫头节近似球形,直径 $0.6\sim1.0mm$,具有 4 个吸盘,1 个顶突,顶突上有 25～50 个小钩。牛带绦虫头节呈方形,具有 4 个吸盘,无顶突和小钩。

3.成节(玻片示教标本)　解剖镜下观察。每一成节近方形,可见雌雄性生殖器官各一套,卵巢分叶。猪带绦虫卵巢分左右两叶及中央小叶,牛带绦虫分左右两叶。卵黄腺位于卵巢之后。管状的子宫,从节片中央向前延伸为盲囊。节片上方及两侧散在小圆形滤泡状的睾丸,每节约有数百个。生殖孔在节片的一侧。

4.孕节(染色玻片示教标本)　节片呈长方形,子宫发达,内充满虫卵,自主干向两侧分支,每侧一级分支:猪带绦虫为 7～13 支;牛带绦虫 15～30 支。

5.囊尾蚴(浸制标本)　成熟囊尾蚴为黄豆大小,白色半透明的囊状物,囊内充满透明液体,头节内凹于囊内,呈白色点状,其构造与成虫头节相同。

6.病理标本(示教)

(1)米猪肉(浸制标本):肉眼观察猪肉肌纤维间有多个黄豆大小、乳白色的囊状物(猪囊尾蚴)。

(2)皮下包块、脑囊虫、眼囊虫(照片)。

（3）组织内囊虫（照片）。

技术操作（方法介绍）

1. 带绦虫孕节片鉴定　夹取带绦虫孕节，水洗后置于两载玻片间，轻压固定，对光观察子宫分支情况。若子宫分支不清楚，可采用墨汁注射法。此法适用于快速检查和鉴定猪、牛带绦虫孕节。鉴定新鲜孕节片时应戴橡皮手套以防止感染。

2. 皮下包块活检猪囊尾蚴的形态鉴定　以手术方法摘取皮下结节或浅部肌肉包块，分离出虫体，直接观察确定，如为病理组织切片，应根据猪囊尾蚴的囊壁和头节的基本形态结构特征进行确诊。

* 病原学检查以在粪便或十二指肠引流的胆汁中查见虫卵为确诊依据。

* 免疫诊断常用 ElISA 法检测抗体或循环抗原。对深部组织中的囊虫病的诊断具有重要的临床参考价值。

【实验作业】

绘制带绦虫卵。

【思考题】

1. 为什么检验带绦虫时，应尽可能做到定种？
2. 肛周拭子法为什么主要适用牛带绦虫感染的诊断？
3. 如何诊断囊虫病？
4. 猪囊尾蚴的基本形态特征是什么？
5. 如何确定带绦虫病治疗的效果？

实验 12　棘球绦虫

一、细粒棘球蚴

【实验目的】

　　1.掌握棘球蚴砂的形态及结构特征。
　　2.熟悉棘球蚴病的病原检查及免疫诊断方法、意义及注意事项。
　　3.了解成虫的形态特征、棘球蚴结构与致病关系。

【生活史】

　　细粒棘球绦虫成虫寄生于狗、狼等食肉动物肠内。孕节或虫卵随粪排出,被中间宿主(羊、牛、猪等)食后,在其体内发育为棘球蚴。人可作为该虫的中间宿主,因误食虫卵而感染,引起棘球蚴病或包虫病。

【实验内容】

　　1.棘球蚴砂(染色玻片示教标本)　棘球蚴砂是游离于棘球蚴囊液中的原头节、育囊、子囊的统称。此标本主要是观察单个散在的原头节。原头节与成虫头节相似,但较小。头节可见吸盘、顶突和小钩,顶突有外翻和凹入者。
　　2.棘球蚴(切片标本,照片)　用低倍镜观察棘球蚴的构造,从外至内依次观察,先看到的是纤维性被膜(为中间宿主组织)。继而可见到棘球蚴的囊壁,分两层。外层为角皮层,由多层无细胞结构的膜状物构成;内层为胚层又称生发层,含许多细胞核,少量肌纤维和一些石灰小体,向囊内芽生许多原头节和生发囊。
　　3.成虫(固定标本)　从感染狗的肠道中取得虫体,用放大镜观察。虫体为 2～7mm长,白色,链体由幼节、成节和1～2个孕节组成。
　　4.成虫(染色玻片示教标本)　低倍镜下观察,头节梨形,具顶突和四个吸盘,顶突上有头钩两圈,大小相间排列,约28～46个。成节内有雌雄生殖器官各一套。
　　5.病理标本(照片)　寄生于动物肝脏中的棘球蚴。可见棘球蚴为大小不等,乳白色,半透明,囊壁似粉皮状的圆形囊状体。
　　* 病原学检查以在患者痰液、尿液、腹水、胸水中查见棘球蚴砂或经手术摘除棘球蚴作为诊断依据。
　　* 免疫诊断常用的方法有卡松尼皮内实验、间接血凝实验、酶联免疫吸附实验、对流免疫电泳等。目前认为该病的病原学诊断取材困难,需采用综合方法对该病做免疫学诊断。

【实验作业】

　　描述棘球蚴的基本结构。

【思考题】

　　1.采用病原学方法诊断棘球蚴病为何困难?

2. 疑有棘球蚴病的病人,一般禁止诊断性穿刺,为什么?

3. 为什么我国的棘球蚴(包虫)病主要分布在西北及内蒙古的畜牧地区?

4. 棘球蚴病的临床表现有哪些?

实验 13 膜壳绦虫

一、微小膜壳绦虫

【实验目的】

1.掌握微小膜壳绦虫虫卵的形态特征。

2.熟悉微小膜壳绦虫病的病原检查方法。

3.了解微小膜壳绦虫成虫一般形态及鉴别要点。

【生活史】

微小膜壳绦虫成虫寄生于鼠类或人的小肠内,随粪便排出的孕节或虫卵如被新的宿主吞食,在小肠腔内孵出六钩蚴,经似囊尾蚴,发育为成虫。人感染可因误食含似囊尾蚴的中间宿主而引起,也可由自身感染而大量繁殖。

【实验内容】

形态观察

1.虫卵(玻片标本) 虫卵圆形或椭圆形,大小为$(48\sim60)\mu m\times(36\sim48)\mu m$。无色透明,外层为很薄的卵壳,内为胚膜,胚膜的两极略隆起,发出 4～8 根丝状物,胚膜内含一六钩蚴。

2.成虫(整体固定标本照片) 乳白色,长 5～80mm,由 100～200 节片组成。

3.成虫头节(染色标本照片) 在低倍镜下观察,头节呈球形,四个吸盘,顶部凹入,发育不良的顶突藏于其中,无小钩。

4.成虫成节(染色标本照片) 与微小膜壳绦虫相似,睾丸有 2～5 个不等。

5.孕节(染色标本照片) 子宫摺成瓣状,虫卵充满节片。

技术操作

1.粪便饱和盐水浮聚法 采用此法检出虫卵的机会较大。

2.粪便自然沉淀法 延长沉淀时间可提高检出率。

3.孕节检查 采用夹片法或染色方法以鉴定虫种。

* 病原学检查以在粪便中查到虫卵或孕节作为诊断依据。

【实验作业】

绘制微小膜壳绦虫卵。

【思考题】

短膜壳绦虫与其他绦虫生活史有何主要不同?

二、缩小膜壳绦虫（自学内容）

【实验目的】

　　1. 掌握缩小膜壳绦虫虫卵的形态特征。

　　2. 熟悉缩小膜壳绦虫病的病原检查方法。

　　3. 了解缩小膜壳绦虫成虫一般形态及鉴别要点。

【生活史】

　　缩小膜壳绦虫卵被中间宿主（鼠蚤、大黄粉虫等）吞食后,在其肠腔内发育为似囊尾蚴,如人或鼠吞食了带有似囊尾蚴的中间宿主,则在其体内发育为成虫。人为本虫的终宿主。

【实验内容】

　　1. 虫卵（玻片标本）　为椭圆形或圆形,较微小膜壳绦虫卵大,$(60 \sim 79)\mu m \times 86 \mu m$。黄褐色,卵壳稍厚,卵内六钩蚴小钩较清晰,排列呈扇形,胚膜两端无丝状物。

　　2. 成虫（固定标本）　外观与微小膜壳绦虫基本相同,虫体较大,体长 $200 \sim 600 mm$,节片 $800 \sim 1000$ 个。

　　3. 成虫（染色标本照片）　在低倍镜下观察,可见头节呈球形,有四个吸盘和一个可伸缩的顶突,顶突上有呈单环排列的小钩,小钩数 $20 \sim 30$ 个。

　　4. 成虫成节（染色标本照片）　用低倍镜观察,节片中有 3 个近圆形的睾丸作横线排列,卵巢叶状,位于中央,卵黄腺位于卵巢后方的腹面。各节片生殖孔位于虫体的同侧。

　　5. 胞蚴（染色玻片示教标本）　有母胞蚴和子胞蚴。

　　6. 孕节（染色标本照片）　子宫呈袋状,其内充满虫卵。

　　* 病原学检查以在粪便中查到虫卵或孕节作为诊断依据。

【实验作业】

　　绘制微小膜壳绦虫卵。

【思考题】

　　试比较这两种绦虫的形态、生活史和致病。

实验 14　　曼氏迭宫绦虫

【实验目的】

1.掌握裂头蚴的形态特征。

2.熟悉曼氏迭宫绦虫虫卵、成虫的一般形态。

3.了解曼氏迭宫绦虫中间宿主、免疫学检查对裂头蚴病的诊断价值。

【生活史】

成虫寄生于猫、犬等终宿主的小肠内。虫卵在水中发育,孵出钩球蚴,如被剑水蚤吞食,则在其体内发育成原尾蚴。受感染的剑水蚤被蝌蚪食入,则随着蝌蚪发育至成蛙而在其体内逐渐发育为裂头蚴。蛇、鸟等为此虫的转续宿主。人可作为此虫的第二中间宿主、转续宿主,也可作为终宿主。人常因外用或生食含有裂头蚴的青蛙肉而引起感染,也可因饮生水食入了含有原尾蚴的剑水蚤而感染。

【实验内容】

形态观察

1.虫卵(玻片标本)　用低倍镜检查,虫卵大小为$(80\sim118)\mu m\times(48\sim60)\mu m$,但形态变异明显,多呈椭圆形,较大的一端有一明显卵盖,较小的另一端卵壳增厚。虫卵呈金黄色或黄褐色。卵内有十多个卵黄细胞,如为新鲜虫卵,则可在其中见到一个卵细胞。

2.成虫(固定标本)　肉眼观察外部特点:白色带状,长约$60\sim100$cm,头节细小呈指状,背腹面各有一纵行的吸槽。颈部细长,链体有节片约1000个,节片的宽度大于长度,但远端节片长宽几近相等。成节与孕节结构基本相似,可见到每个节片中部凸起的子宫。

3.裂头蚴头节(染色玻片示教标本)　体前端稍大,具有与成虫相似的头节。

4.尾蚴(染色玻片示教标本)　在低倍镜下观察,肺吸虫尾蚴为球形短尾型尾蚴。

5.病理标本(照片)

(1)裂头蚴在蛙体肌肉内成团或条形寄生状态。

(2)眼部裂头蚴寄生的病人照片。

技术操作(示教)

青蛙解剖找曼氏裂头蚴取活青蛙　处死、去皮,在大腿肌肉部位找灰白色小圆点,用针挑出,放置在有生理盐水的玻璃平皿中观察,可见虫体活动。这里需提醒的是,在深部组织寄生较长时间的裂头蚴,手术活检时常有宿主组织粘连在一起,或取出的虫体可能不完整,在作鉴定时应予以注意。

*病原学检查以在皮下包块或其他组织中活检到裂头蚴作为诊断依据。

*免疫诊断常用裂头蚴抗原作皮内实验或酶联免疫实验。免疫学检查对深部组织寄生的裂头蚴具有重要的辅助诊断价值。

【实验作业】

比较已学过的几种绦虫孕节片形态。

【思考题】

1. 裂头蚴有何形态特点?
2. 裂头蚴对人体寄居有哪些危害?
3. 因误食虫卵而感染的绦虫病有哪几种?
4. 对学过的几种人体绦虫病有哪些实验诊断方法?

（李丽花）

第五章　原　虫

实验 15　叶足虫

一、溶组织内阿米巴

【实验目的】

1. 掌握溶组织内阿米巴各期的形态特征并与结肠内阿米巴相鉴别；检查肠道原虫的粪便生理盐水涂片法及原虫包囊的碘液染色法。

2. 熟悉溶组织内阿米巴的致病情况。

【生活史】

溶组织内阿米巴生活史主要有滋养体和包囊两个时期。包囊→滋养体→包囊是溶组织内阿米巴的基本生活史过程。随宿主粪便排出的四核包囊为感染阶段，经口感染。在肠腔内的小滋养体行二分裂增殖，在不适条件下能形成包囊，在一定条件下可侵入宿主组织形成大滋养体，并引起病变。

【实验内容】

形态观察

1. 滋养体（活标本）　用蛇阿米巴滋养体作为代用品。吸取培养管底部培养液一滴，滴于载玻片中央，加盖玻片，置显微镜下观察滋养体的活动情况（可在低倍镜下寻找到活动的目标后再转高倍镜详细观察）。

2. 滋养体（铁苏木素染色玻片示教标本）　虫体包括较透明的外质和颗粒状的内质。大滋养体的内质中往往可见到被吞噬的红细胞（染成深蓝黑色），胞核一个，圆形，泡状；核周染粒大小均匀，排列整齐；核仁细小，位于中央；核仁与核膜之间有网状核丝相连。

3. 包囊（铁苏木素染色标本）　圆球形，直径 $10\sim20\mu m$，囊壁不着色，但可见包囊与周围粪渣间有空隙。核 $1\sim4$ 个，核仁细小，多位于中央。一、二核包囊内可见空泡状糖原泡及两端钝圆的拟染色体。

4. 感染期虫卵（玻片示教标本）　受精卵排出体外，在外界经过一定时间可发育为感染期虫卵，卵内含幼虫一条。新鲜粪便中不能见到此类虫卵。

5. 病理标本（示教）

(1)肠壁溃疡及其切片标本（照片）：示烧瓶样溃疡，并可见阿米巴大滋养体。

(2)阿米巴肝脓肿标本（照片）：示例肝脏有一巨大的脓肿腔，其中的组织已被溶解。

技术操作(方法介绍)

(1)生理盐水直接涂片法　见蛔虫实验部分。但应注意的事项是：①快送快检，一般在

30min 内完成,涂片宜较薄;②冬季注意粪便的保温;③取脓血部分进行检查;④注意与其他阿米巴滋养体鉴别。

（2）碘液染色法　加 1 滴碘液于载玻片上,挑取少量粪便涂成薄粪膜,加盖片镜检。注意与非致病阿米巴包囊及人芽囊原虫相鉴别。

（3）汞醛磺离心沉淀法　取粪便 1g,加约 10ml 汞醛碘液,充分混匀,用两层脱脂纱布过滤,再加入乙醚 4ml,振摇 2min,离心（2000r/min）（1～2）min,即分成乙醚、粪渣、汞醛碘及沉淀物 4 层,弃去上面 3 层,取沉渣镜检查阿米巴包囊。

（4）活组织检查　①乙状结肠镜检或纤维结肠镜检加活检或刮拭物涂片;②肝脓肿穿刺及脓液镜检查阿米巴大滋养体。

*　病原学检查以在粪、痰、脓液中或用乙状结肠镜检、直肠窥镜取肠黏膜溃疡边缘活组织或刮取物中查到大滋养体或在成形粪便中查包囊为确诊依据。

*　免疫诊断常用作阿米巴肝脓疡的辅助诊断。常用方法有间接血凝实验、免疫荧光抗体实验及酶联免疫吸附实验等。

【实验作业】

绘溶组织内阿米巴包囊图。

【思考题】

1.溶组织内阿米巴的生活史中,哪个阶段对受感染者直接造成损害?哪个阶段在人群中进行传播?其繁殖方式有何特点?

2.溶组织内阿米巴主要危害哪些脏器?为什么有很多人是无症状的阿米巴带虫者,而有些人感染后却有严重的临床表现?

3.对肠阿米巴病、肝阿米巴病的实验诊断方法及应注意事项是什么?各应注意检查哪些阶段?

4.粪便中可查见哪几种阿米巴包囊?应如何鉴别?

二、结肠内阿米巴

【实验目的】

掌握结肠内阿米巴各期的形态特征。

【实验内容】

在人体消化道非致病阿米巴中,以结肠内阿米巴最为常见。其虫体（包囊和滋养体）与溶组织内阿米巴的形态结构相似。

1.滋养体（铁苏木素染色玻片示教标本）　胞质内外质分界不明显,胞核的核周染粒粗细不均匀,排列不整齐,核仁较大,常偏于一侧。注意与溶组织内阿米巴滋养体比较观察。

2.包囊（铁苏木素染色标本）　圆球形,直径(20～35)μm 或更大,核 1～8 个,常见 8 个,核仁粗大,常偏于一侧。拟染色体常不清晰,呈碎片状或草束状,两端尖细不整。

实验 16　鞭毛虫

一、蓝氏贾第鞭毛虫

【实验目的】

1. 掌握蓝氏贾第鞭毛虫包囊的形态特征。
2. 熟悉蓝氏贾第鞭毛虫滋养体的形态特征。

【生活史】

蓝氏贾第鞭毛虫生活史中有滋养体和包囊两个时期。滋养体寄生于十二指肠及胆囊内,以纵二分裂法繁殖;滋养体落入肠腔,随肠内容物下行至回肠下段及结肠时,形成包囊,随粪便排出;人们吞食四核包囊污染的水或食物而感染。

【实验内容】

形态观察

1. 滋养体(染色玻片标本)　倒梨形,大小为 $(9\sim21)\mu m \times (5\sim15)\mu m \times (2\sim4)\mu m$,胞核 2 个,呈泡状,内有 1 个较大的核仁(像 1 对鸡眼),有鞭毛 4 对,轴柱 1 对及两个半月形的中体。
2. 包囊(染色玻片标本照片)　椭圆形,大小为 $(8\sim14)\mu m \times (7\sim10)\mu m$,核 4 个,成对地分布在虫体的前半;内可见轴柱及鞭毛。

技术操作(方法介绍)

1. 粪便生理盐水直接涂片法　水样稀便中查滋养体;成形粪便碘染色查包囊。
2. 粪便硫酸锌浮聚法　主要用于蓝氏贾第鞭毛虫包囊的检查。
3. 十二指肠引流液检查法　多次粪检阴性而又疑为本病者可采用此法。可用直接涂片或离心后取沉渣检查。缺点是病人不易接受。
4. 十二指肠胶囊拖线法　让受检者吞下装有尼龙线的胶囊,线的游离端留于口外,胶囊溶解后,尼龙线松开伸展,3～4h 后到达十二指肠和空肠,滋养体黏附于尼龙线上,然后慢慢拉出尼龙线,刮取附着物加生理盐水涂片镜检。

* 病原学检查以在粪便或十二指肠液中查获包囊或滋养体为确诊依据。

【实验作业】

绘制蓝氏贾第鞭毛虫滋养体。

【思考题】

1. 蓝氏贾第鞭毛虫寄生于何处? 有何危害性? 是怎样传播的?

2.蓝氏贾第鞭毛虫包囊与溶组织内阿米巴包囊在形态上有何区别?

二、阴道毛滴虫

【实验目的】

掌握阴道毛滴虫滋养体的形态特征和活动特点。

【生活史】

阴道毛滴虫生活史简单,仅有滋养体一个阶段,以纵二分裂法繁殖,通过直接或间接接触方式传播。

【实验内容】

形态观察

滋养体(染色玻片标本)　梨形,比白细胞稍大,前端有鞭毛4根,一侧有波动膜,其长度不超过虫体的一半,膜的外缘为后鞭毛;胞核1个,椭圆形;虫体中央有轴柱穿过并向后端伸出。

技术操作(方法介绍)

1. 生理盐水直接涂片法　以阴道后穹窿及壁部取分泌物作生理盐水涂片镜检。冬季检查应注意保温。

2. 滴虫培养法　取阴道分泌物置培养基中,于37℃孵育48h后镜检。

3. 尿液检查　收集2～3ml初始尿液于消毒盛器内,离心沉淀,取沉淀物镜检或培养。

4. 前列腺分泌物检查　以前列腺按摩法获取前列腺分泌物镜检或培养。

* 病原学检查以在阴道分泌物中查滴虫(滋养体)为确诊依据。

【实验作业】

绘制阴道毛滴虫滋养体。

【思考题】

1. 阴道毛滴虫的致病机制如何?

2. 阴道毛滴虫寄生于何处?有何危害性?是怎样传播的?

三、杜氏利什曼原虫(黑热病原虫)

【实验目的】

1. 掌握杜氏利什曼原虫无鞭毛体的形态特征。

2. 熟悉前鞭毛体的形态特点。

3. 了解白蛉的形态特点。

【生活史】

杜氏利什曼原虫主要寄生在人体单核吞噬细胞内,通过媒介昆虫白蛉的叮刺而传播,在人体内的发育阶段为无鞭毛体,在白蛉体内为前鞭毛体。

【实验内容】

形态观察

1. 无鞭毛体(染色玻片示教标本) 又称利杜体。取肝或脾穿刺物涂片经姬氏染色的玻片标本。先于低倍镜下找到涂片染色效果较好的部位,再换油镜观察。虫体寄生于巨噬细胞内,一个细胞内一般可见 20～100 个不等。圆形或椭圆形,大小为 $(2.9～5.7)\mu m \times (1.8～4.0)\mu m$;内有一个较大的球形核,呈红色或紫红色;杆状动基体位于核旁,着色较深。有时可见紧靠动基体旁有一点状基体,由此发出 1 条根丝体。感染较多时,可见到游离于细胞外的利杜体,必须与血中的血小板区别。在罕见的情况下,巨噬细胞内可有荚膜组织胞浆菌寄生,其形态与利氏曼原虫相似,但只有一核而无动基体,应注意鉴别。

2. 前鞭毛体(染色玻片示教标本) 又称鞭毛体。油镜下观察,寄生于白蛉消化道内。虫体呈梭形,核位于中部,动基体在前端较宽部位;基体在动基体之前,由此发出 1 根鞭毛游离于虫体外,常聚集成簇,排列呈菊花状。

3. 白蛉(示教照片) 体长 1.5～5mm,呈灰黄色,全身密被细毛;头部球形,复眼大而黑,触角细长,口器为刺吸式,喙约与头等长;胸背隆起呈驼背状;翅狭长,末端尖,上有许多长毛。足细长,多毛。

技术操作(方法介绍)

骨髓、淋巴结穿刺和皮肤活组织涂片检查杜氏利什曼原虫 利杜体在巨噬细胞丰富的肝、脾、骨髓及淋巴结中可以查见。临床上常采用安全、检出率高的骨髓穿刺法进行检查。

* 病原学检查以在病人组织中查见无鞭毛体为确诊依据。

* 免疫诊断常用方法有 ELISA 和 IHA 法。

【思考题】

1. 诊断黑热病有哪些常用的病原学方法?

2. 黑热病原虫生活史过程有哪些阶段?各阶段的形态特征如何?

3. 利杜体在人体内主要寄生在哪些器官?有哪些常见的临床表现?

4. 黑热病病人的免疫力低下的原因是什么?

实验 17　孢子虫

一、疟原虫

【实验目的】

1. 掌握疟原虫在人体的发育过程;间日疟原虫和恶性疟原虫红内期各阶段及配子体的形态特征;薄血膜的制作及姬氏染色的方法。

2. 熟悉蚊体内的发育过程;厚血膜的制作及厚涂片中疟原虫的形态特点。

3. 了解三日疟原虫和卵形疟原虫的形态特点。

【生活史】

寄生人体的疟原虫有四种,即间日疟原虫(P. v)、恶性疟原虫(P. f)、三日疟原虫(P. m)、卵形疟原虫(P. o),在我国主要是前两者。疟原虫生活史需经人体(裂体增殖)和蚊体(配子生殖及孢子增殖)内发育、繁殖;蚊体内子孢子经皮肤进入人体后,先经肝细胞(红外期)的发育、繁殖,再侵入红细胞内(红内期)发育、繁殖,当红内期虫体形成配子体后即可感染蚊。

【实验内容】

形态观察

Ⅰ. 间日疟原虫红内期与配子体

(1)薄血片标本(油镜下观察)

①环状体(染色玻片标本)　体积较小,约为红细胞直径的 1/3。胞质环状,淡蓝色,中间为一个空泡。红色胞核 1 个,较小,位于一侧。红细胞内通常只寄生 1 个原虫。

②大滋养体(染色玻片标本)　由小滋养体发育而成。虫体体积变大,形状多不规则,有伪足伸出,空泡明显。胞核 1 个,较大。疟色素棕黄色,细小杆状,分散在胞质内。

③未成熟裂殖体(染色玻片标本)　体积较大,形状不规则或规则。胞质渐成圆形,空泡消失。核开始分裂 2～4 个。疟色素开始集中。

④成熟裂殖体(染色玻片标本)　体积较大,形状为不规则的圆形或椭圆形。胞质分裂后包裹住已分裂的胞核,形成裂殖子。裂殖子 12～24 个,通常 16 个,排列不规则。疟色素集中成堆。

⑤雌配子体(染色玻片标本)　体积较大,形状为圆形或椭圆形。胞质蓝色;核深红色,致密,偏于一侧;疟色素分散在胞质中。

⑥雄配子体(染色玻片标本)　略大于正常红细胞,圆形。胞质蓝而略带红色;核淡红色,疏松,位于虫体中央;疟色素分散在胞质中。

(2)厚血片标本(示教)

①环状体(染色玻片标本)　体积较小,形状大多为惊叹号"!"、问号"?"状、飞鸟状或间断的环状,有时可见完整环状。空泡有或无,核 1 个。

②大滋养体(染色玻片标本)　体积较大,形状多不规则,胞质断裂成块,核较大,1个。疟色素颗粒较明显。

③未成熟裂殖体(染色玻片标本)　体积较大,形状不规则或较规则,核2个以上,疟色素颗粒较多。

④成熟裂殖体(染色玻片标本)　体积较大,为不规则的圆形或椭圆形,核12个以上。疟色素集中成块。

⑤配子体(染色玻片标本)　体积较大,圆形或椭圆形。细胞质有时断裂成块或腐蚀(有不着色的缺损处)。核1个,致密或疏松。疟色素颗粒较多,分布均匀。

Ⅱ.恶性疟原虫环状体与配子体

薄血片标本(油镜下观察)

①环状体(染色玻片标本)　纤细,直径约为红细胞的1/5,有1~2个核(核的早期分裂),有时寄生于红细胞的边缘,核突出于红细胞外缘,胞浆只有两条弧形的线,如飞鸟状。

②雌配子体(染色玻片标本)　新月形或香蕉状。胞质蓝色,两极浓染;核深红色,致密,位于中央。疟色素黑褐色,在核周较多。有时,受疟原虫寄生的红细胞外缘看不清。

③雄配子体(染色玻片标本)　腊肠形。胞质蓝而略带红色;核淡红色,疏松,位于中央。疟色素棕黄色,在核周较多。受疟原虫寄生的红细胞外缘看不清。

Ⅲ.三日疟原虫裂殖体(姬氏染色玻片示教标本,油镜下观察)

核6~12个,呈单瓣菊花状排列,疟色素聚集于中央。

Ⅳ.子孢子(染色玻片示教标本,油镜观察)

细长梭状,内含一个紫红色的核。

Ⅴ.卵囊(染色玻片示教标本)

蚊胃壁上圆形的小囊,成熟的还可见其内有成簇排列的子孢子。

Ⅵ.鸡疟原虫红外期裂殖体(姬氏染色玻片示教标本)

肝细胞内,大小约(40~60)μm,将肝细胞核挤于肝细胞的一侧,内可见裂殖子数千到上万。

技术操作

Ⅰ.薄血膜染色法(本实验用小鼠尾血)

【原理】

疟原虫寄生于红细胞内,采血制成薄血片后染色镜检可查见原虫。

【材料】

消毒酒精,采血针,载玻片,甲醇,姬氏染液,显微镜,镜油等。

【方法】

1.皮肤消毒,采血;

2.推片:左手用拇指和食指握住玻片两端,右手取一干净推片握住两边,用推片的一端去刮取耳垂或手指血,迅速按在玻片中段面上使推片和玻片呈30°角往前轻轻推去,推片角度与血膜的厚薄有关;

3.血膜的规格:血膜要求玻片两边留有余地,尾部末端要呈舌形;

4.血片干燥,甲醇固定;

5.姬氏染色:将姬氏原液用 pH6.8～7.2 的缓冲液作 15～20 倍稀释。在血膜上滴加稀释的姬氏染液,染色 20～30min(37℃条件下仅需 15min),用自来水轻轻冲洗,干燥后镜检。

【注意事项】

1.取载玻片时,指面不要捏住玻片,以防皮脂腺分泌物污染玻片;

2.推片时速度必须均匀,以防血膜上出现条状横纹;

3.涂片干燥过程中要防止蝇类舐食。

Ⅱ.厚血膜染色法(本实验用小鼠尾血)

【原理】

取血量多于薄血膜法,而血膜面积较小,能达到浓集疟原虫的目的,故可提高检出率。

【材料】

载玻片,显微镜,小白鼠,剪刀。

【方法】

1.取尾血 3 大滴于载玻片中央,迅速用载玻片一角将血滴涂成 1.5cm×3.0cm 长椭圆形血膜;

2.待血膜完全干透后,取蒸馏水滴于血膜上;15min 后倒去血水,重复溶血一次,至血膜无红色发白为止;

3.干后用甲醇或酒精固定;晾干后姬氏液染色。

【注意事项】

1.血膜未干时要防止蝇、蟑螂舐食;

2.溶血前血膜须完全干透,以防脱落;

3.因此法红细胞被溶解,疟原虫虫体皱缩,虫种鉴定较困难。故一般应同时制作薄血膜。

* 病原学检查以在血液中查见疟原虫为诊断依据。

【实验作业】

用彩色铅笔绘出观察到的间日疟和恶性疟原虫红内期各期。

【思考题】

1.间日疟原虫生活史包括哪些阶段?疟原虫的繁殖方式有几种?人是疟原虫的什么宿主?按蚊是什么宿主?

2.间日疟原虫大滋养体和配子体形态的相似点及不同点是什么?

3.如何以疟原虫生活史知识来解释疟疾的潜伏期、周期性寒热发作、复发和再燃?

4.恶性疟原虫的病原检查应注意什么?

5.如何通过血涂片检查鉴别患者为间日疟或恶性疟病人?

二、弓形虫

【实验目的】

掌握弓形虫滋养体形态和检查方法。

【生活史】

弓形虫生活史包括有性生殖和无性生殖阶段;有性生殖仅见于猫科动物小肠上皮细胞内,故猫科动物为本虫的终宿主;无性生殖在人及其他多种动物的有核细胞内进行,故中间宿主广泛。弓形虫可经胎盘传播,引起死产、流产、畸胎及精神发育障碍。

【实验内容】

(一)形态观察

1.滋养体(染色玻片示教标本) 油镜下观察,香蕉形或半月形,一端较尖,一端钝圆;长4~7μm,姬氏染色可见一红色的核,位于虫体中央,核仁较大,细胞浆呈淡蓝色。

2.假包囊(示教照片) 宿主细胞膜包围形成的速殖子虫团,没有真正的囊壁。

3.包囊(示教照片) 圆形或椭圆形,直径5~100 μm,外有一层囊壁,内含数个或数百个缓殖子,虫体形态与速殖子相似。

(二)技术操作(方法介绍)

1.患者体液直接涂片法 将体液离心沉淀,取沉渣涂片,作瑞氏或姬氏染色。

2.虫体分离法 取患者体液或病理材料做成悬液接种小鼠,一周后如为阴性应取小鼠内脏及脑组织盲传小鼠1~2代。

3.染色实验 为弓形虫特有的经典的血清学方法。

* 病原学检查以在各组织、细胞和体流中查见滋养体为确诊依据。

* 免疫诊断为本病的常用实验诊断方法。方法有染色实验、IHA、ELISA等。

【实验作业】

用彩色铅笔绘出观察到的间日疟和恶性疟原虫红内期各期。

三、卡氏肺孢子虫(自学内容)

【实验目的】

了解卡氏肺孢子虫的形态和检查方法,以及三种原虫的生活史与致病性。

【实验内容】

卡氏肺孢子虫生活史在宿主肺泡内完成,多数人呈隐性感染。有滋养体和包囊两个时期。滋养体以二分裂、内出芽或接合生殖方式繁殖。

1.包囊(染色玻片示教标本)　圆形或椭圆形,直径 5～12μm,六亚甲基四胺银染色后囊壁为淡褐或深棕色,内部结构不够清楚,背景为淡绿色。经姬氏染色后囊壁不着色,囊内见 8 个囊内小体呈玫瑰花状或不规则排列,囊内小体呈紫蓝色,核 1 个。

2.滋养体(示教照片)　直径 2～5μm,胞质呈蓝色,核紫红色,虫体表面可出现凹陷或叶状突起。

* 病原学检查时从呼吸道或肺组织取材,染色后查见包囊为确诊依据。

四、微小隐孢子虫(自学内容)

【实验目的】

熟悉隐孢子虫卵囊形态和检查方法。

【生活史】

隐孢子虫生活史有无性、有性和孢子生殖三个阶段,均在同一宿主体内完成。卵囊被人吞食后,在消化液作用下逸出子孢子,子孢子进入肠上皮细胞的刷状缘发育为滋养体、裂殖体和配子体,雌雄配子结合为合子,继续发育为卵囊,随粪便排出。

【实验内容】

(一)形态观察

卵囊(染色玻片示教标本)　油镜下观察,圆形或椭圆形,直径 4～7μm。可见内有 4 个月牙形子孢子,排列不规则,有时可见黑色残留体。

(二)技术操作(方法介绍)

改良抗酸染色法　利用卵囊着色后不易被酸性酒精脱色的特性,经金铵－酚染色结合改良抗酸染色后,在油镜下可见隐孢子虫卵囊呈玫瑰红色,圆形或椭圆形,背景蓝绿色。

* 病原学检查以从患者粪便中或肠黏膜刮拭物中查找到卵囊为确诊依据。

实验 18　纤毛虫（结肠小袋纤毛虫）

【实验目的】

掌握结肠小袋纤毛虫的形态特点。

【生活史】

结肠小袋纤毛虫有滋养体和包囊两个时期。当包囊被宿主食入后，在胃肠道脱囊逸出滋养体，滋养体在结肠寄居，包囊随粪便排出。

【实验内容】

1.滋养体（染色玻片示教标本）　为人体寄生原虫中最大者，呈椭圆形，大小为（50～200）μm×（20～80）μm，体表有许多纤毛，体前端有一胞口，下连漏斗状的胞咽，后端可见胞肛。有核2个，大核肾形，小核球形并位于大核的凹陷部。

2.包囊（染色玻片标本照片）　圆形或椭圆形，囊壁较厚，囊内细胞质呈颗粒状，有大核一个。

【思考题】

结肠小袋纤毛虫可寄生于哪些动物？人如何感染？对人有何危害？

（伍丽娴）

第六章　医学节肢动物

实验 19　昆　虫

一、蚊

【实验目的】

1. 掌握三属蚊(按蚊、库蚊、伊蚊)的形态鉴别要点。
2. 熟悉蚊生活史各期形态。
3. 了解常见的几种传病蚊种。

【生活史】

蚊是一类重要的医学昆虫。蚊的种类很多,与疾病有关的常见蚊类有按蚊、库蚊和伊蚊三属。生活史分卵、幼虫、蛹和成虫4个阶段。

【实验内容】

1. 成虫(针插标本)　分头、胸、腹三部分。头部有一对大而黑的复眼、一对分为15节的触角、一对分为4节的触须及一根较粗长不分节的喙,雄蚊的触角有长而密的轮毛,外观如鸡毛弹子。胸部有1对狭长的翅和1对由翅退化的平衡棒。从胸部下方生长出3对细长的足。鉴别要点为:喙长、翅脉上及翅后缘都有鳞片。三属成蚊形态鉴别见表2-6-1。

表 2-6-1　三属蚊虫及幼虫形态比较表

		按蚊	库蚊	伊蚊
成虫	成体色	多为灰褐色	多为淡褐色,腹部有黄白条纹	大多黑色,有白斑,足有白环
	停歇姿态	静止时体与喙成一直线,与停立面成一角度	静止时体与喙不成直线,与停立面近平行	静止时姿态与库蚊相同
幼虫	呼吸管	无,有两个气孔	长而细	短而粗
	掌状毛	有	无	无
	静态	与水面平行	头部下悬于水中,体与水面成角度	同库蚊

2. 雌蚊的刺吸式口器(玻片标本)　将蚊喙加10% NaOH溶液处理,使其包紧的下唇打开,散出其内的6根刺针,即上内唇、舌各1个及上、下颚各1对,后两者末端都有锯齿。

下唇粗,末端有唇瓣。蚊穿刺皮肤时,只有下唇留在外面,起支持固定刺针的作用,而6根刺针则全部插入皮肤的小血管内吸血。

3.虫卵(玻片标本)　蚊卵小,长不到1mm,注意三属蚊卵在水中的状态、颜色和排列。

(1)按蚊卵:体形呈小艇状,两侧中部有浮囊,分散在水面。

(2)库蚊卵:棕黄色,圆锥形,一端较粗,集结成筏,浮在水面。

(3)伊蚊卵:黑色,纺锤形,分散沉于水底。

4.幼虫(玻片标本)　体分头、胸、腹三部。头部具口刷、触角、单眼、复眼各1对,口器为咀嚼式。胸部宽大,腹部分9节,第9节形成尾节,尾部具尾鳃和尾刷。三属蚊鉴别见表6-1。

5.蛹(玻片标本)　逗点状,分头胸部和腹部两部分。头胸部膨大,背面有1对呼吸管。按蚊蛹呼吸管粗短,管口宽呈漏斗状,前方有一裂隙;库蚊蛹有细长管状呼吸管,口狭小,无裂隙;伊蚊蛹呼吸管短而宽,口呈三角形,无裂隙。

6.重要蚊种及蚊传疾病(示教)

(1)中华按蚊:体中型,灰褐色。触须具4个白环,顶端2个宽,另2个窄;翅前缘具2个白斑,尖端白斑大,后足1~4附节具窄端白环。是疟疾和马来丝虫病的主要传播媒介。

(2)嗜人按蚊:与中华按蚊相似,体中型,灰色,但触须较细,第4白环很窄或缺;翅前缘基部一致暗色,尖端白斑小。是疟疾和马来丝虫病的重要传播媒介。

(3)微小按蚊:体小,棕褐色。雌蚊触须有3个白环,未端2个白环等长并夹一约等长的黑环;翅前脉具4个白斑。各足跗节一致暗色。是疟疾的主要传播媒介。

(4)大劣按蚊:体中型,灰褐色。雌蚊触须具4个白环,顶端白环最宽。翅前缘脉有6个白斑,各足股节和胫节都有白斑,后足胫节和第1跗节关节处有一明显的宽白环。是传播疟疾的重要媒介。

(5)淡色库蚊:与致倦库蚊其共同特征是:淡褐色,喙无白环,各足跗节无淡色环;腹部背面有基白带,但淡色库蚊基白带下缘平整,而致倦库蚊基白带的下缘呈弧状。是班氏丝虫病的主要传播媒介。

(6)三带喙库蚊:体小,棕褐色。喙中段有一宽阔白环,触须尖端为白色;各足跗节基部有一细窄的白环;腹节背面基部均有中间稍向下突出的淡黄色狭带。是流行性乙型脑炎的重要传播媒介。

(7)白纹伊蚊:体中等,黑色,有银白色斑纹。在中胸盾片上有一正中白色纵纹,自盾片前缘向后达盾片的2/3处。后足跗节1~4节有基白环,末节全白。腹部背面2~6节有基白带。是登革热的重要媒介,还能传播乙型脑炎。

【思考题】

疟疾为何会呈暴发流行?

二、蝇

【实验目的】

1.掌握蝇蛆的鉴定方法。

2. 熟悉蝇生活史各期的一般形态,重要蝇类的蝇蛆形态特征。

3. 了解蝇口器的结构。

【生活史】

蝇种类繁多,许多种类经常出没于人畜居住处附近,与人的关系极为密切,是许多疾病的传播媒介。生活史属全变态,分卵、幼虫、蛹和成虫4个阶段。

【实验内容】

(一)形态观察

1. 成虫(针插标本)　用放大镜或解剖镜观察,体长一般5～10mm,分头、胸、腹三部分,全身密生鬃毛。头部半球形,两侧有大型复眼1对,雄蝇两眼间距离较窄,雌蝇较宽。头顶有3个呈三角形排列的单眼,颜面中央有1对触角,分3节,第3节有触角芒1根,口器位于头前。胸部分前、中、后胸,中胸最发达,其上有翅1对;后胸有鼓槌形平衡棒1对,足3对。腹部圆钝,分10节,外观仅见5节,余变为外生殖器。

2. 蝇口器(玻片标本)　非吸血蝇为舐吸式口器,上有1对触须,下唇末端膨大形成两叶唇瓣,唇瓣由许多吸沟组成,便于舐吸食物。吸血蝇为刺吸式口器,由下唇、上唇及舌构成,下唇末端唇瓣很小,具有齿,齿间有叶状割片。

3. 虫卵(浸制标本)　低倍镜下观察,虫卵呈椭圆形或香蕉形,乳白色,长约1mm,常聚集成卵块。

4. 幼虫(浸制标本)　俗称蝇蛆,在解剖镜下观察,虫体呈灰白色,圆柱形。前尖后钝,无足,头端有2个向下弯曲的黑色小钩。体分13节,腹第八节后可见棕黄色后气门1对。

5. 幼虫(玻片标本)　前端较尖,有骨质化的口钩一对,第1胸节有前气门1对。腹部后端有后气门1对。后气门由气门环、气门裂和气门钮构成,其形态在鉴别虫种中有重要价值。

6. 蛹(浸制标本)　椭圆形,棕褐色或黑色,蛹壳即幼虫的外皮,故有分节的痕迹。

7. 重要蝇种及蝇传疾病(示教)

(1)非吸血蝇类:依靠机械性传播方式进行传病。所传播的疾病有:肠道传染病,如伤寒、霍乱、阿米巴病、痢疾、脊髓灰质炎和肠道蠕虫病等;呼吸道疾病,如肺结核等;皮肤病,如皮肤利什曼病;眼病,如沙眼和结膜炎等。

(2)舌蝇(采采蝇):依靠生物性传播方式进行传病,能传播人体锥虫病。

(3)蝇蛆病:蝇类幼虫寄生人体和动物的组织和器官而引起的疾病。如胃肠蝇蛆病、眼蝇蛆病、皮肤蝇蛆病、口腔蝇蛆病、耳蝇蛆病、创伤性蝇蛆病、泌尿生殖道蝇蛆病等。能引起蝇蛆病的蝇类有:绿蝇、厕蝇、丽蝇、金蝇、麻蝇、羊狂蝇、纹皮蝇等。

(4)某些蝇类可作为眼结膜吮线虫的中间宿主。

(二)技术操作(方法介绍)

蝇蛆虫种鉴定方法　从人体患部取出虫体,切取其后端,在10% NaOH溶液中消化,除去附着的肌肉及其他组织,水洗后,加皮氏(Puris)液透明封片,镜检并鉴定虫种。重点观察后气门,如后气门环是否完整,气门钮的发育程度和位置,气门环内是3个气门裂还是许多细孔,气门裂的形状、排列和位置,整个后气门的形状以及 2 个后气门的距离。几种常见蝇幼虫后气门的形态图见教材相关内容。若人体排出的蝇蛆为 Ⅰ、Ⅱ 期幼虫,则需饲养至Ⅲ期幼虫才能作虫种鉴定。

　　* 病原学检查以查获蝇幼虫即可确诊蝇蛆病。

【实验作业】

　　列出判定蝇蛆的依据。

【思考题】

　　1. 蝇的形态特征是什么?
　　2. 蝇蛆鉴别定种的主要依据是什么?

三、虱

【实验目的】

　　1. 掌握人虱和耻阴虱的形态与鉴别要点。
　　2. 熟悉虱卵的形态特点、虱的病原检查方法。
　　3. 了解虱的医学意义。

【生活史】

　　虱是鸟类和哺乳类动物的体外永久性寄生虫。寄生于人体的有人虱和耻阴虱。人虱又分人体虱和人头虱两个亚种。虱的生活史包括卵、若虫和成虫 3 个阶段。

【实验内容】

　　(一)形态观察

　　1. 成虫(玻片标本)　用低倍镜或放大镜观察。

　　(1)人虱:背腹扁平,雌虱体长可达 4.4mm,雄虱体长 2.0～3.5mm。头略呈菱形,具刺吸式口器。触角 1 对,分 5 节,触角后有单眼 1 对。胸部 3 节融合,无翅;足 3 对,附节末端有爪,爪与胫节末端的指状胫突相对形成抓握器。腹部分节,雄虱末端钝圆形,近似"V"字形,有交合刺伸出。雌虱末端分两叶,呈"W"形。

　　(2)耻阴虱:虫体短粗似蟹状,雌虱长 1.5～2mm,雄虱长 0.8～1.2mm。足 3 对,前足和爪均较细小,中、后足胫节和爪明显粗大。腹部第 5～8 节侧缘有圆锥形突起,上有刚毛。

　　2. 卵(玻片标本)　俗称肌子,白色,稍透明,椭圆形,一端有小盖,常黏附于毛发或衣服纤维上。

　　3. 虱传疾病(示教)　虱叮刺吸血引起皮肤剧痒,并可引起继发性感染。还可传播流行性斑疹伤寒、回归热和战壕热等疾病。

　　(二)技术操作(方法介绍)

　　虱的查找及鉴定　查找时应从病人有皮疹和瘙痒处附近的内衣纤维、头发或阴毛上收集标本。含血食的虱,须饲养适当的时间,待血液消化后再制作标本,以鉴别虫种。

* 病原学检查以在寄生部位检查到虫体或虫卵为诊断依据。

【实验作业】

列表比较人虱及耻阴虱的成虫形态特征。

【思考题】

1. 昆虫纲、蛛形纲的节肢动物在形态上各自有哪些特点?
2. 完全变态与不完全变态的区别有哪些?

四、蚤

【实验目的】

1. 掌握蚤的形态特点。
2. 了解蚤的生长发育过程及与疾病的关系。

【生活史】

蚤是哺乳动物和鸟类的体外寄生虫。种类虽多,仅少数与传播人畜共患病有关。生活史分为卵、幼虫、蛹和成虫 4 个时期。

【实验内容】

1. 成虫(玻片标本) 在低倍镜下观察,虫体小,两侧扁平,呈棕黄色或深褐色。体表有许多向后突生的鬃毛或刺。体分头、胸、腹三部分。头部略呈三角形,口器为刺吸式,位于头部前端腹面。触角 1 对,位于触角窝内,分 3 节。窝前有单眼 1 对(盲蚤无),有的蚤类有颊栉。胸部无翅,足 3 对,末端有爪,后足特别发达。有的蚤类有前胸栉。腹部由 10 节组成。雄蚤的 8～9 节,雌蚤的 7～9 节变形为外生殖器,第 10 节为肛节。

2. 蚤传疾病(示教)

(1)骚扰吸血。

(2)人体因穿皮潜蚤寄生引起潜蚤病。

(3)可通过生物性传播方式传播鼠疫,鼠型斑疹伤寒,犬复孔绦虫病、缩小膜壳绦虫病、微小膜壳绦虫病等。

实验 20　蜱螨

一、蜱

【实验目的】

1. 掌握蜱的一般特征,识别硬蜱与软蜱成虫。
2. 熟悉蜱的医学意义及传病特点。
3. 了解硬蜱颚体的构造及其吸血作用。

【生活史】

蜱是许多脊椎动物体表的暂时性寄生虫,且为一些人畜共患病的传播媒介和贮存宿主。硬蜱有卵、幼虫、若虫及成虫 4 个阶段。幼虫及若虫吸啮齿类或鸟类血液,成虫吸大动物或人类血液。硬蜱生活在森林、牧场、洞穴或畜棚圈。软蜱生活史与硬蜱相同,其宿主范围很广,哺乳类、鸟类和爬行类均可为吸血来源。生活在洞穴和宿主窝巢内,耐饥力强。

【实验内容】

1. 硬蜱成虫(玻片标本及浸制标本)　用解剖镜观察。

(1)颚体:也称假头,位于躯体前端,由颚基、螯肢、口下板和须肢组成。螯肢 1 对,由颚基背部中央伸出,有锯齿状构造,是重要的切割器。口下板 1 块,居螯肢腹面,有成行纵列倒齿;为吸血时重要的穿刺与附着器官。须肢 1 对,位于螯肢两侧,起固定和支持作用。

(2)躯体:呈袋状,位于颚体后方,椭圆形。前面有背板一块,雄蜱背板几乎覆盖整个前面,雌蜱仅占躯体的前半部。腹面有足 4 对,第 1 对足附节亚末端有一杯状哈氏器。气门 1 对,位于足 IV 基节后外侧的气门板上。

2. 软蜱成虫(照片示教)　用解剖镜观察,虫体土黄色,椭圆形。假头居虫体腹面,从背面见不到,颚基小,口下板齿小。躯体背面无背板,表面具颗粒状小疣或具皱纹或盘状凹陷。

3. 蜱传疾病(示教)

(1)硬蜱叮人吸血可致局部损伤和炎症,有的分泌神经毒素,引起“蜱瘫痪”。

(2)硬蜱可传播森林脑炎、Q 热、野兔热、蜱媒出血热、蜱媒斑疹热、莱姆病等疾病,一般经增殖式和经卵传递的方式传播。

(3)软蜱除叮咬造成局部皮肤损害外,还可传播蜱媒回归热。

【思考题】

1. 蜱能传播哪些疾病?传病方式如何?
2. 如何防治蜱对人体造成的危害?

二、螨

【实验目的】

1. 掌握蠕形螨、疥螨的形态特征及其病原检查方法。
2. 熟悉尘螨和粉螨的主要形态特征。
3. 了解尘螨的免疫诊断方法和螨的医学意义。

【生活史】

螨属于蛛形纲中的一类小型节肢动物,基本结构与蜱相似。疥螨是一种永久性寄生螨。寄生于人和哺乳动物的皮肤表皮层内,引起疥疮。寄生于人体的疥螨称人疥螨。生活史分为卵、幼虫、前若虫、后若虫和成虫 5 个时期。蠕形螨俗称毛囊虫,是一类永久性寄生螨,寄生于人和哺乳动物的毛囊和皮脂腺内。寄生于人体的有毛囊蠕形螨和皮脂蠕形螨两种。生活史分卵、幼虫、前若虫、若虫和成虫 5 个时期。

【实验内容】

(一)形态观察

1. 疥螨(示教)　用低倍镜或放大镜观察。

(1)成虫(玻片标本):在低倍镜下观察,虫体细小,形如龟,乳白或淡黄色。颚体很小,螯肢呈钳状,躯体前面有横形的波状横纹和成列的鳞片状皮棘,后半部有几对杆状刚毛和长鬃。腹面足 4 对,短,圆锥形,前 2 对在躯体前方,末端有带柄的吸盘;后 2 对,雌螨足末端各具一根长鬃,雄螨的第 4 对足末端有带柄的吸盘。

(2)虫卵(玻片标本):低倍镜下可见虫卵呈长椭圆形,淡黄色,壳很薄,大小为 $180\mu m \times 80\mu m$。

2. 蠕形螨成虫(玻片标本)　在低倍镜下观察。虫体细长,蠕虫状,乳白色,半透明。成虫长约 0.1~0.4mm,虫体分颚体、足体和末体三部分。颚体宽短呈梯形,螯肢 1 对,针状。足体腹面有足 4 对,粗短呈套筒状。末体细长,体表有明显的环状横纹,末端钝圆。毛囊蠕形螨较长,末端较钝圆;皮脂蠕形螨较粗短,末端略尖,呈锥状。

3. 螨致疾病(示教)

(1)疥螨:致病作用表皮内挖掘隧道,对皮肤产生机械性刺激和损伤以及由疥螨排泄物和分泌物以及死亡虫体的分解产物所引起的变态反应,如疥疮。

(2)蠕形螨:为条件致病螨。其致病性表现在机械性损伤皮肤组织,引起炎症,也可引起皮脂腺阻塞,使皮脂腺分泌受阻,可引起酒渣鼻、毛囊炎、疥疮、脂溢性皮炎和睑缘炎等皮肤病。

(二)技术操作(选做)

1. 疥螨

(1)针挑法:用消毒注射器针头,沿隧道从外向内挑破皮肤,至隧道末端即白色点挑出虫体置载玻片上,加甘油或乳酸 1 滴,加盖片镜检,或用手术刀片刮取病变部位皮屑镜检。

（2）刮片法：用消毒的外科刀（圆刀口）蘸少许消毒矿物油滴在炎性丘疹表面。平刮数下至油滴内有小血点为度，取丘疹顶部的角层部分，如此连刮 6～7 个丘疹后，移至载玻片上的油滴内涂片镜检。刮检的丘疹应是新出的未经搔抓的无结痂的炎性丘疹。

2. 蠕形螨

（1）透明胶纸法：于睡前洗脸后将 2cm×2.5cm 透明胶纸粘于皮损患处或鼻尖、鼻翼、鼻唇沟处，次晨取下镜检。

（2）挤压刮拭涂片法：检查者用左手拇、示指挤压被检查者鼻翼两侧皮肤（也可挤面部其他部位），然后用刮片加压刮取毛囊及皮脂腺分泌物，针挑至载玻片上，加一滴 70% 甘油水溶液后，盖上盖玻片，镜检。

＊ 病原学检查以在皮肤患部查疥螨虫体或虫卵，以及从皮脂腺分泌物中查获蠕形螨为诊断依据。

【实验作业】

列表写明蠕形螨自查结果（部位、虫种、数量、有无皮损和症状）。

【思考题】

检查疥螨和蠕形螨的方法各有哪些？

（伍丽娴）

第七章　寄生虫诊断特有的免疫学技术

一、诊断抗原的来源与获取方法

目前,用于诊断寄生虫病的抗原大多来源于天然的同源抗原,少数为异源抗原。从使用的要求而言,大体可分为可溶性抗原、固相抗原及克隆抗原三大类,此外,还有虫体表膜抗原和存在于宿主血清中的循环抗原,见表2-7-1。其中可溶性抗原最为常用,其次是固相抗原。

表 2-7-1　常用寄生虫诊断抗原来源与获取方法

寄生虫	常用抗原材料	来源与获取方法	常用的抗原种类
日本血吸虫	①成虫	用尾蚴2000条,经皮肤感染家兔,感染后45天,灌注冲虫从肝门静脉取虫	①可溶性成虫抗原(SjSAWA) ②31/32kD组分抗原
	②虫卵	从上述感染45天的家兔肝中分离虫卵	①可溶性虫卵抗原(SjSEA) ②虫卵固相抗原
	③KLH	从一种海洋贝类中分离获取的一种多糖蛋白,已商品化	(KLH)血蓝蛋白
并殖吸虫	①成虫	用囊蚴200个经口感染家猫后第100天从实验猫肺病变部位剥离虫体	可溶性成虫抗原(PwSAWA)
	②后尾蚴	从蟹体分离出囊蚴,加肼酸盐脱囊获后尾蚴	活虫体作固相抗原
华支睾吸虫	成虫	从自然感染有肝吸虫的猫(粪检证实)	可溶性成虫抗原
旋毛形线虫	肌蚴	从实验感染40~50天的大白鼠肌肉中分离获取	①可溶性肌蚴抗原 ②排泄分泌抗原(SEA)
淋巴丝虫	①成虫	用牛丝虫替代或用马来丝虫感染的长爪沙鼠中获取	可溶性抗原
	②微丝蚴	从实验感染的长爪沙鼠中获取	整体固相抗原
猪带绦虫	囊尾蚴	从自然感染家猪的肌肉组织中获取无菌抽取囊尾蚴内的液体	切片固相抗原
细粒棘球绦虫	①囊液	从棘球蚴中无菌抽取囊液	囊液抗原
	②棘球蚴砂	从棘球蚴中获取有形成分,离心去囊液	
曼氏迭宫绦虫	裂头蚴	从自然感染的青蛙肌肉中获取	可溶性裂头蚴抗原
刚地弓形虫	滋养体	①取保种小鼠腹腔液离心,过滤,分离	可溶性弓形虫抗原
		②体外培养,酶处理宿主细胞,过滤,分离	
利什曼原虫	前鞭毛体	体外培养获取	可溶性抗原
肺孢子虫	包囊	从实验大鼠(免疫抑制剂处理)获取肺组织匀浆、胶原酶处理、梯度离心	可溶性抗原或固相抗原

(引自人民卫生出版社曾庆仁主编《临床寄生虫学和寄生虫检验实验指导》第2版第61页表9-1)

二、制备方法

制备抗原的方法有很多,依据使用要求而选择。粗抗原的制备较容易,但特异性较差。从可溶性粗抗原中纯化获得的主要血清学抗原,可提高检测的特异性,但制备较复杂。无论何法制备的抗原,均需测定蛋白浓度,置－20℃保存备用。

(1)可溶性抗原制备:主要为血吸虫、肺吸虫、肝吸虫、丝虫、旋毛虫、猪囊虫和包虫以及弓形虫感染的免疫诊断抗原。用可溶性抗原致敏绵羊或人 O 型红细胞作间接血凝实验或用可溶性抗原包被 PVC 微孔作 ELISA,检测病人血清中特异性抗体均为寄生虫病常用的免疫诊断方法。

(2)固相抗原制备:整体固相抗原和切片固相抗原多用于血吸虫病、丝虫病、囊虫病、旋毛虫病等多种寄生虫病的免疫诊断。是将寄生虫抗原或抗原切片固定于玻片或其他载体上制备的抗原。制备时,将洗净的虫体用 90%乙醇或丙酮固定于载玻片,即获得固相抗原片。制备成虫切片固相抗原时,先将虫体制成 5～6m 冰冻切片,再将切片贴附于涂有 0.5%明胶的载玻片上,室温下用丙酮固定 10min,干燥后－20℃贮存备用。

三、常用的免疫诊断方法

在寄生虫病免疫诊断中,有些方法为某种寄生虫所特有,如血吸虫的尾蚴膜反应(CHR)和环卵沉淀实验(COPT)、肺吸虫的后尾蚴膜实验、旋毛虫的环蚴实验(CPT)以及弓形虫染色实验。目前仍在沿用的是血吸虫环卵沉淀实验。其他常用方法有皮内反应实验(简称皮试)和血清学诊断。抗体检测方法最常用的是间接血凝实验(IHA)、酶联免疫吸附实验(ELISA)、胶体金免疫过滤法等。

(一)环卵沉淀实验(Circumoval precipitin test,COPT)

对血吸虫病诊断具有较高的敏感性和特异性,也有一定的疗效考核价值。

【原理】

血吸虫卵内毛蚴的可溶性虫卵抗原(SEA)透过卵壳微孔与血吸虫病人血清中的相应抗体结合,在虫卵周围形成特异的沉淀物(透明泡沫或指状),为阳性反应;反之为阴性反应。

【方法】

1.在玻片上加受试者血清 2 滴,取鲜卵或干卵(100～150 个),混匀后加 24mm×24mm 盖片,石蜡密封四周,置 37℃温箱 48h,镜下观察结果。

2.结果判断:阳性反应为有折光性沉淀物牢固粘于卵壳四周。根据沉淀物面积及性状的多少,判定反应强弱,强阳性反应(＋＋＋)为虫卵周围有大泡状、大球状或环状的沉淀物;阳性反应(＋＋)为虫卵外围有球状或棒状沉淀物;弱阳性反应(＋)为虫卵外周局部有小球状沉淀物;阴性反应(－)为虫卵周围无沉淀物。也可根据环卵率(100 个卵中阳性虫卵数)作出报告,环卵率＞5%为阳性。

（二）快速酶联免疫吸附实验（Q-ELISA）

【原理】

常规酶联免疫吸附实验的原理，抗原经包被技术改进后，发展成为一种新的抗体检测法。

【材料】

抗原包被的微孔反应条；阴、阳性参考对照血清；酶标液；洗涤液；底物液；显色剂；终止液；血清稀释液；血清稀释板。

【方法】

1. 稀释血清样本，做好标记；
2. 加样，室温下反应（3～5）min。
3. 洗涤，用洗涤液反复冲洗 5 次，甩干。
4. 加酶标物，室温反应（3～5）min 后，按步骤③洗涤。
5. 显色：加入显色液，室温反应（2～5）min。
6. 终止反应：加入终止液，1min 后观察结果。
7. 结果判断：根据显色卡及参考对照血清结果判定阴/阳性。也可利用酶标仪读取具体 A 值，并根据说明书参考数值加以判断。

【注意事项】

1. 试剂必须保存在 2～8℃，用后及时放回冰箱，使用前轻轻摇匀；
2. 严格按检测程序操作；
3. 所有试剂在加入孔中时，都应避免粘在孔壁上；
4. 用自来水冲洗时，水流不要太猛，每次应抛净拍干；
5. 室温低于 15℃时，各步反应时间要适当延长，使其结果以阳性对照孔出现明显蓝色而阴性对照孔基本无色为准。

（三）间接血凝实验（Indirect heamag glutination assay，IHA）

【原理】

间接血凝实验是凝集实验的一种。将可溶性抗原或抗体先吸附于一种与免疫无关的，一定大小的载体颗粒表面，然后与相应抗体或抗原作用，在适宜的条件下由于抗原抗体的特异性结合，会带动载体颗粒的凝集，出现肉眼可见的凝集现象，称间接凝集实验。

【材料】

抗原；阴、阳性参考对照血清；血清稀释液；血凝板。

【方法】

1. 将待检血清倍比稀释，做好对照并标记；

2.在含稀释标本的血凝板中加入血凝抗原(致敏红细胞悬液),充分混匀,室温下反应 1～2 h。

3.结果判断:根据红细胞凝集的程度判断阳性反应的强弱,以 2＋凝集的孔为滴度终点。血凝反应强度:－:红细胞沉积于孔底;＋:红细胞沉积于孔底,周围有散在少量凝集;2＋:红细胞形成层凝集,面积较小,边缘较松散;3＋:红细胞形成片层凝集,面积略多于2＋;4＋:红细胞形成片层凝集,均匀布满孔底,或边缘皱缩如花边状。

【注意事项】

1.严重溶血或严重污染的血清样品不宜检测,以免发生非特异性反应;

2.不同批次抗原不能混合使用;

3.反应板用后充分清洗干净,干燥备用。

(四)免疫荧光技术

【原理】

将荧光素标记在相应的抗体上,与相应抗原反应。

【材料】

磷酸盐缓冲液;荧光标记的抗体溶液;荧光显微镜;滤纸;有盖搪瓷盒;玻片架;温箱。

【方法】

1.滴加磷酸缓冲液于待检标本片,10min 后弃去,使标本保持一定湿度。

2.滴加适当稀释的荧光标记的抗体溶液,使其完全覆盖标本,置于有盖搪瓷盒内,保温一定时间(30min 左右)。

3.取出玻片,置玻片架上,用一定浓度的磷酸缓冲液反复冲洗、浸泡,并不时振荡。

4.取出玻片,用滤纸吸去多余水分,但不使标本干燥,加缓冲甘油,以盖玻片覆盖。立即用荧光显微镜观察。

5.结果判断:观察标本的特异性荧光强度,一般可用"＋"表示:(－)无荧光;(±)极弱的可疑荧光;(＋)荧光较弱,但清楚可见;(＋＋)荧光明亮;(＋＋＋～＋＋＋＋)荧光闪亮。待检标本特异性荧光染色强度达"＋＋"以上,而各种对照显示为(±)或(－),即可判定为阳性。

【注意事项】

1.对荧光标记的抗体的稀释,要保证抗体的蛋白有一定的浓度,一般稀释度不应超过1：20,抗体浓度过低,会导致产生的荧光过弱,影响结果的观察。

2.染色的温度和时间需要根据各种不同的标本及抗原而变化,染色时间可以从 10min 到数小时,一般 30min 已足够。染色温度多采用室温(25℃左右),高于 37℃可加强染色效果,但对不耐热的抗原可采用 0～2℃的低温,延长染色时间。低温染色过夜较 37℃ 30min 效果好得多。

3.为了保证荧光染色的正确性,首次实验时需设置一定对照,以排除某些非特异性荧光染色的干扰。如果标本自发荧光对照和特异性对照呈无荧光或弱荧光,阳性对照和待检标本呈强荧光,则为特异性阳性染色。

4.一般标本在高压汞灯下照射超过 3min,就有荧光减弱现象,经荧光染色的标本最好在当天观察,随着时间的延长,荧光强度会逐渐下降。

（吴　琳）

第三篇
医学免疫学实验技术

第八章　免疫学基本原理

抗原与抗体的相互作用是免疫学检测的基础,抗体作为重要的特异性免疫分子,已广泛用于科学研究、临床诊断、治疗及预防中。在免疫学检测中,抗体的质量直接关系到实验方法的特异性和灵敏度。因此,高质量的抗体应该具备高特异性、高亲和力和高效价等特性。制备高质量的抗体必须有理想的免疫原、健康的动物和科学的免疫方法。

免疫学检测中常用的抗体主要有来自于免疫动物的多克隆抗体(免疫血清)和采用杂交瘤技术制备的单克隆抗体。本章主要介绍免疫血清的制备方法。

实验 1　免疫血清的制备

【实验目的】

掌握免疫原和佐剂的制备方法;熟悉免疫血清制备的基本过程;了解动物实验的基本知识。

【实验原理】

将抗原物质经适当途径,按照预先制定的免疫方案免疫动物,经过一定时间,可刺激机体产生高效价特异性抗体并分泌到血液中,当血中抗体达到预定效价时便可采血,分离血清,低温保存备用。此即特异性免疫血清(又称为抗血清)。因抗原具有多种表位,可激活多个克隆的 B 细胞活化增殖分化产生抗体,因此,这种免疫血清又称为多克隆抗体。

优质免疫血清的产生,主要取决于抗原的纯度和免疫原性,动物应答的能力以及免疫程序(如免疫途径、抗原剂量、注射次数、时间间隔、有无佐剂等因素)。本实验分别以绵羊红细胞(SRBC)和纯化的人 IgG 作为免疫原,以家兔为免疫动物,制备兔抗羊红细胞免疫血清(也称为溶血素)和兔抗人 IgG 免疫血清。

【主要试剂与器材】

1. 动物　健康成年绵羊,健康成年白色家兔,雄性,体重 2～3kg。
2. 抗原　颗粒性抗原:10%SRBC 悬液;可溶性抗原:纯化人 IgG(10mg/ml)。
3. 试剂　阿氏(Alsever)液、生理盐水、碘酒、75%酒精。
4. 器材　剪刀、镊子、无菌注射器(2ml、50ml)及针头(6 号、9 号)、量筒、无菌毛细滴管、无菌试管、离心管、三角烧瓶(200ml)、兔台、手术器械一套、塑料放血管等。

【操作步骤】

兔抗羊红细胞免疫血清(溶血素)的制备

1. 抗原制备

(1)用碘酒和 75%酒精消毒绵羊皮肤,抽取颈静脉血液,注入含有等量阿氏液的三角烧瓶内,混匀。阿氏液既有抗凝作用,又适于储存 SRBC。分装后置 4℃ 冰箱内,可使用 3 周。

(2)无菌取上述绵羊血于离心管中,用无菌生理盐水洗涤红细胞,2000r/min 离心 5min,吸弃上清液和白细胞层,再用无菌生理盐水与 SRBC 混匀,2000r/min 离心 5min,重复 3 次。最后一次离心 10min,使血细胞沉积于管底,弃去上清液。

(3)根据红细胞压积,用生理盐水配成 10%SRBC 悬液。

2.免疫动物

(1)选择健康雄性白色家兔 2～3 只,由耳静脉采血 1ml,分离血清,与羊红细胞作凝集实验,测定有无凝集素,如无或仅有微量时,该动物可用于制备免疫血清。

(2)用 10%SRBC 悬液按照表 3-1-1 免疫方案进行免疫。

表 3-1-1　兔抗 SRBC 抗体制备免疫方案

免疫日期	第 1 天	第 2～3 天	第 4～6 天	第 7 天	第 8～9 天	第 10～13 天
注射途径	耳静脉	耳静脉	停止注射	耳静脉	耳静脉	停止注射
免疫原	10%SRBC 悬液	10%SRBC 悬液		10%SRBC	10%SRBC	
剂量	1ml	各 2ml		1ml	各 2ml	

(3)试血:免疫后第 14 天,经耳静脉采血 1ml,分离血清,用试管补体溶血反应法滴定溶血素效价,若效价在 14000 以上,即可使用;若效价不够高,可追加免疫 1~2 次,再测定效价测定,待抗体效价达 14000 以上时,即可采血分离血清。

3.分离血清

(1)采用颈动脉放血法:

① 将家兔仰卧固定在兔台上。

② 将颈部的毛剪去,先用乙醚麻醉后,再用碘酒及酒精消毒皮肤。

③ 用消毒剪刀及镊子剪开该处皮肤约 4～5cm,剥离皮下组织,使胸锁乳突肌露出。

④ 用解剖刀柄分离胸锁乳突肌,可见其下有强烈搏动的颈动脉,细心剥离迷走神经和颈动脉,长约 2～3cm。

⑤用 2 把止血钳夹住动脉两端,在两止血钳之间的动脉上剪开一个小口。

⑥将塑料放血管插入近心端动脉并固定,放松近心端止血钳,血液喷射而出。直到兔子死亡无血液流出为止。收集血液于无菌三角烧瓶中,令其凝固、贴壁。再置 4℃ 冰箱过夜,待血凝块收缩后,吸取上层澄清的血清。可用玻棒将血凝块与容器壁剥离,以获取更多血清。

(2)采集的血清经 2500r/min 离心 10min,收集上层血清,弃沉淀。免疫血清经鉴定或纯化后,小量分装,−20℃ 以下冻存。

兔抗人 IgG 免疫血清的制备

1.抗原制备

(1)弗氏不完全佐剂(FIA)的制备:称取羊毛脂 8g,放入无菌研钵,逐滴加入优质液体石蜡 57ml,沿一个方向边滴边研磨。研磨均匀后,分装于有盖试管或疫苗瓶中(每瓶 10ml),高压灭菌后,置 4℃ 冰箱备用。次日观察是否分层,如果仍呈均匀黏稠状,即为 FIA(羊毛脂、液体石蜡研磨液)。

(2)弗氏完全佐剂(FCA)的制备:将 FIA 预温(60℃ 30min),取一定量于无菌研钵内,在无菌条件下一边研磨,一边滴加卡介苗,通常每 ml FIA 加卡介苗 2.5mg。研磨时按一个方向进行,研磨完毕置冰箱过夜,如不分层即可使用,此为 FCA(羊毛脂、液体石蜡研磨液、卡介苗研磨液)。

(3)取纯化的人 IgG5ml(10mg/ml)于无菌研钵内,逐滴加 5ml FCA 或 FIA,依一个方向研磨直到形成均匀乳状液,用无菌滴管取一滴于冷水面上,不散开者达到"油包水"合格要求,即为 FCA 抗原(FCA-IgG)或 FTA 抗原(FIA-IgG)。

2.免疫动物

方案 1

(1)选择体重适宜的健康雄性家兔 2~3 只,用剪刀剪去家兔两后脚掌及背部部分兔毛,用碘酒、酒精消毒皮肤。

(9)第一次免疫:用 2ml 注射器吸取 FCA 乳化的抗原(FCA-IgG)1.2ml,于每侧脚掌皮下及背部皮下多点注射,每点各注射 0.1~0.2ml。

(3)第二次免疫:间隔 10~14d 后于皮下注射等量 FIA-IgG。

(4)间隔 10~14d 后,静脉注射不加佐剂的抗原(人 IgG)5mg。

(5)间隔 10~14d 后,从耳静脉采血 1ml,分离血清,用双向免疫扩散实验滴定免疫血清的抗体效价。效价在 1:16 以上,即可放血收集血清。若效价达不到要求,可由静脉追加注射 IgG 5mg,1~2 次,再采血测定抗体效价,效价达到要求立即放血。

方案 2

(1)第一次免疫:乳化抗原(研磨抗原方法同上)两后足掌各注射 0.2ml(20~30mg/ml)。

(2)第二次免疫:2 周后,无菌吸取乳化抗原 5ml 注射于家兔两侧后退肌肉,每侧 2.5ml。

(3)末次免疫后两周试血。环状沉淀效价 1:2000 以上或双扩效价 1:32 即可放血,分离血清。

3.分离血清　同"兔抗羊红细胞免疫血清的制备"。

【结果判断】

收获的血清应无菌,且无溶血现象。兔抗 SRBC 免疫血清的溶血效价应高于 1:2000(溶血素滴定);兔抗人 IgG 免疫血清的效价应高于 1:16(双向免疫扩散实验滴定)。

【注意事项】

1.抗原制备、免疫动物及采集血清等过程应注意无菌操作。

2.免疫的途径、次数、间隔时间因抗原性状不同而异,应合理设计免疫方案,并根据具体情况加以调整。

3.红细胞及细菌等颗粒性抗原比较容易诱导免疫应答,可直接用来免疫动物;而蛋白质等可溶性抗原则需要加入免疫佐剂,充分乳化,否则不易免疫成功。

4.再次注射免疫原时,要防止过敏反应发生。

【思考题】

1.制备兔抗 SRBC 免疫血清的过程与制备兔抗人 IgG 免疫血清有何异同？为什么？

2.佐剂的种类有哪些？主要成分是什么？有何用途？

3.某课题组拟制备兔抗伤寒免疫血清,应如何设计免疫方案？

附:免疫血清的保存

保存免疫血清目的在于防止抗体活性的降低或消失。抗体保存时蛋白质浓度越高,保存效果越好,最低浓度不应低于 1mg/ml。制备的免疫血清如果保存得当,可数月至数年效价无明显变化。常用的保存方法如下。

(1)冰冻保存:免疫血清按需要分装后,置－80℃冰箱可长期保存。应尽量减少冻融,反复冻融可使抗体变性,抗体效价下降。

(2)冷冻干燥保存:将免疫血清用安瓿分装,快速低温冰冻,然后置低温真空干燥器内干燥后立即火焰封口,使水分不高于 0.2%。4℃保存,2~3 年内效价无明显变化。

(3)加防腐剂保存:目前常用的防腐剂有 NaN_3,(使用浓度 0.01%~0.02%)、硫柳汞(0.02%)和石炭酸 5g/L。加防腐剂后置 4℃保存,在 1~2 年内使用,也可冰冻保存。

(4)中性甘油保存:在免疫血清中加入等量中性甘油(100ml 甘油中加 $Na_2HPO_4 \cdot 12H_2O$ 2~3g,沸水浴使之融解),充分混匀,分装,置－20℃保存。此法的优点是取用方便,避免了反复冻融引起的抗体变性,2~3 年内效价可保持不变。

(5)除菌保存:将免疫血清过滤除菌后按上述方法保存。常用除菌滤器有蔡氏滤器、玻璃滤器(G5 或 G6),少量免疫血清可用微孔滤膜过滤除菌。

(常彩红)

第九章　抗原抗体反应

凝集反应(agglutination)是指细菌、螺旋体、红细胞等颗粒性抗原或可溶性抗原(或抗体)与载体颗粒结合成致敏颗粒后,它们与相应抗体(或抗原)发生特异性反应,在一定条件(电解质、抗原抗体比例等)下,出现肉眼可见的凝集现象。凝集反应的方法可分为直接凝集反应、间接凝集反应和间接凝集抑制反应等,常用于抗原或抗体的检测,方法简便,但灵敏度不高,常用于定性检测,即根据凝集现象的出现与否来判定结果为阳性或阴性,如血型鉴定、细菌鉴定与分型等;也可用于半定量检测,即将待测标本作一系列的倍比稀释后进行反应,以出现阳性反应(＋＋)的血清的最高稀释度作为滴度,如抗体效价的检测。

实验 2　直接凝集实验

直接凝集实验是将颗粒性抗原(细菌、红细胞等)直接与相应抗体相互作用,在适当的条件下出现的凝集现象。参与凝集反应的抗原称为凝集原,而抗体则称为凝集素。常用的直接凝集实验有玻片法和试管法两种。本节以玻片法为例。

【实验目的】

掌握直接凝集反应原理、方法及其应用原则。

玻片凝集实验

【实验原理】

指在玻片上直接将红细胞悬液、受检细菌等颗粒性抗原与相应抗体混匀,在适当电解质等存在的情况下,若两者对应则发生特异性结合而出现肉眼可见的凝集块,即为阳性;若两者不对应则无凝集块出现,即为阴性。本法可用已知抗体检测未知的抗原,为定性实验。本实验以人类红细胞 ABO 血型鉴定实验(正定型玻片法)为例。

人类 ABO 血型系统,根据红细胞膜上是否含有 A、B 抗原可将血型分为 A、B、O、AB 四种血型,A 型者的红细胞膜上含有 A 抗原,B 型者的红细胞膜上含有 B 抗原,AB 型者的红细胞膜上含有 AB 抗原,O 型者的红细胞膜上不含有 A、B 抗原。分别将抗 A 标准血清、抗 B 标准血清与受检者红细胞混合,观察有无红细胞凝集现象,判断受检者红细胞膜表面有无 A 抗原和(或)B 抗原,从而判定血型。

【试剂与器材】

1. 待检标本。
2. 抗 A、抗 B 标准血清、生理盐水。
3. 一次性采血针、75％乙醇、消毒干棉球、载玻片、小试管、毛细吸管、牙签、记号笔、消毒缸、显微镜等。

【操作步骤】

1. 待检10％红细胞悬液的制备：75％乙醇棉试纸消毒指端皮肤，待干，采用一次性无菌采血针自指尖腹内侧迅速穿刺组织，深约2～3mm，立即出针，用消毒干棉签擦去第1滴血（因含组织液），再取1滴血放入装有0.5ml生理盐水的小试管内混匀，制成约为10％红细胞悬液备用，采血完毕，立即用消毒干棉签压迫止血。

2. 取洁净载玻片1张，用记号笔划分为2等份，在每格的左上角标明抗A、抗B。

3. 在相应的位置分别滴加抗A、抗B标准血清各1滴。用毛细吸管吸取受检者10％红细胞悬液各1滴分别滴在上述抗血清小格内。分别用牙签搅拌或不断轻轻晃动载玻片，使血清与红细胞充分混匀，连续1～5min。

4. 观察结果：肉眼观察有无凝集现象，如肉眼观察不清，可将载玻片置于低倍显微镜下观察结果。

【结果判定】

1. 液体变清亮，出现大小不等的红细胞凝集块者为阳性。

液体仍然混浊，红细胞呈均匀分布，无凝集块出现者为阴性。

2. 血型鉴定结果及判定见表3-2-1。

表 3-2-1　ABO 血型正向定型及结果判定

标准血清		血型
抗 A 血清	抗 B 血清	
＋	－	A 型
－	＋	B 型
－	－	O 型
＋	＋	AB 型

注："＋"表示凝集；"－"表示不凝集

3. 报告方式：正定血型（玻片法）X 型。

【注意事项】

1. 采血部位以左手无名指为宜。

2. 严格按无菌技术操作，防止采血部位感染。

3. 所用分型标准血清必须在有效期内使用，使用前应平衡至室温，实验结束后应放置4℃冰箱保存，以免细菌污染。

4. 用牙签混匀时，勿混用牙签，以免产生错误结果。使用过的牙签放入消毒缸中。

5. 反应时间不得少于10min，以免较弱的凝集不易出现，造成假阴性。

【临床意义】

该方法主要用于抗原的定性分析，由于在数分钟之内便可观察结果，具有快速、简便等特点，除可用于 ABO 血型鉴定之外，还常用于细菌的分型鉴定。　　　　　　（杨　文）

实验 3　沉淀反应

沉淀反应(precipitation)是指可溶性抗原(如血清、细菌浸出液、毒素等)与相应的抗体在适当条件下发生特异性结合,经过一定时间后形成的沉淀现象。根据实验中使用的介质和检测方法不同,该反应可分为液体内沉淀实验和凝胶内沉淀实验。液体内沉淀实验可分为免疫浊度测定、环状沉淀实验、絮状沉淀实验,凝胶内沉淀实验,可分为单向免疫扩散实验、双向免疫扩散实验、对流免疫电泳和免疫电泳技术等。常用的凝胶有琼脂、琼脂糖、葡聚糖或聚丙烯酰胺凝胶。

免疫浊度测定(immunoturbidimetry)

免疫浊度测定是将现代光学测量仪器与自动化分析检测系统相结合应用于沉淀反应,可溶性抗原与相应的抗体在特殊缓冲液中快速形成抗原抗体复合物,使反应液出现浊度。通过浊度测定,可对各种液体介质中的微量抗原、抗体和药物及其他小分子半抗原物质进行定量测定。当反应液中保持抗体过量时,形成的复合物随抗原量增加而增加,反应液的浊度亦随之增加,与一系列的标准品对照,即可计算出受检物的含量。免疫浊度测定可分为透射比浊法、散射比浊法、速率散射比浊法等,下面以透射比浊法测定补体 C3、C4 的含量为例加以介绍。

补体是存在于血清、组织液和细胞膜表面的一组不耐热的经活化后具有酶活性的蛋白质,由 30 余种可溶性蛋白、膜结合性蛋白和补体受体组成的多分子系统,故被称为补体系统。补体广泛参与机体微生物防御反应以及免疫调节、免疫病理的损伤性反应,是体内具有重要生物学作用的效应系统和效应放大系统,广泛参与固有免疫和适应性免疫的效应机制。

【实验目的】

1. 掌握透射比浊法测定补体 C3、C4 的原理和临床意义。
2. 熟悉透射比浊法测定补体 C3、C4 的操作步骤。

【实验原理】

待测标本中的补体 C3、C4 成分与试剂中特异性的相应抗体(羊抗人补体 C3,羊抗人补体 C4)在液相中结合,形成不溶性的免疫复合物,使反应液产生一定的浊度,该浊度高低与样品中补体 C3、C4 成分的含量成正比。通过在 340nm 处测定吸光度的变化值,经换算,即可得到待测标本中补体 C3、C4 的含量。

【试剂与器材】

1. 待检血清
2. 补体单体成分 C3 试剂:羊抗人补体单体成分 C3 血清、表面活性剂、防腐剂、保护蛋白。
3. 补体单体成分 C4 试剂:羊抗人补体单体成分 C4 血清、表面活性剂、防腐剂、保护蛋白。

4. 补体单体成分 C3、C4 标准血清：补体单体成分 C3,1.40g/L；补体单体成分 C4,0.32g/L,表面活性剂及防腐剂。

5. 手动或自动的紫外分光光度计。

【操作步骤】

1. 准备

待检血清样品、标准血清、质控血清先用生理盐水以 1∶11 的比例稀释（0.1ml 血清加 1ml 生理盐水）。

2. C3 测定

具体操作步骤见表 3-3-1。

表 3-3-1　免疫比浊法测补体 C3 成分操作步骤

	空白管	标准管	样品管	质控管
蒸馏水	100μl			
补体 C3 标准血清		100μl		
待检血清			100μl	
质控血清				100μl
C3 试剂(含羊抗人 C3)	1ml	1ml	1ml	1ml
生理盐水	1ml	1ml	1ml	1ml

37℃孵育 20min,于 340nm 波长处,以空白管调零后分别检测标准管、样品管和质控管的吸光度。

3. C4 测定

具体操作步骤见表 3-3-2。

表 3-3-2　免疫比浊法测补体 C4 成分操作步骤

	空白管	标准管	样品管	质控管
蒸馏水	200μl			
补体 C4 标准血清		200μl		
待检血清			200μl	
质控血清				200μl
C4 试剂(含羊抗人 C4)	1ml	1ml	1ml	1ml
生理盐水	1ml	1ml	1ml	1ml

37℃孵育 20min,于 340nm 波长,以空白管调零后分别检测标准管、样品管和质控管的吸光度。

【结果计算】

$$补体单体成分 C3(g/L) = \frac{样品管的吸光度}{标准管的吸光度} \times C3 标准液浓度(g/L)$$

$$补体单体成分 C4(g/L) = \frac{样品管的吸光度}{标准管的吸光度} \times C4 标准液浓度(g/L)$$

亦可将至少三种不同浓度的 C3 或 C4 标准血清绘制标准曲线,在所测得的 C3 或 C4 标准曲线上查找,即可得到样品中的 C3 或 C4 的含量。

【参考范围】

补体单体成分 C3:0.80～1.60g/L

补体单体成分 C4:0.10～0.40g/L。

【临床意义】

正常情况下,血清中补体各组分的含量相对稳定,在发生某些疾病时表现为增高或者降低。

补体 C3、C4 也属于急性期反应蛋白,补体成分测定对免疫缺陷疾病、自身免疫疾病、移植免疫疾病等的临床研究有很大的价值。通常补体单体成分 C3、C4 在系统性红斑狼疮、肾炎时呈下降趋势;而在急性感染、传染病早期呈上升趋势。

【注意事项】

1. 样品血清、标准血清、质控血清先用生理盐水以 1:11 的比例稀释。

2. 测定前,分光光度计预热 30min,并将波长调节至 340nm 的位置。

3. 本试剂自生产之日起置 2～8℃冷藏可稳定 1 年,在 18～25℃条件下可稳定 14 天。

4. 本法用于测定不溶血的血清样本。

5. 如果待测血清样本未能及时检测应置于 2～8℃保存;如标本置于－70℃保存,可稳定数月。

6. 试剂中含有防腐剂叠氮化钠,请勿直接接触皮肤、眼睛。一旦接触,即用大量清水冲洗。

7. 实验完毕将试管等置于指定容器中,一定要注意生物安全。

（杨　文）

实验 4　单向免疫扩散实验

【实验目的】

掌握单向免疫扩散实验的原理、技术要点、结果判断;熟悉其应用范围及方法评价。

【实验原理】

本实验是一种定量实验,一般是用已知抗体测定未知量的相应抗原。实验时先将一定量抗体混匀于琼脂凝胶内,制成含抗体的琼脂板。在琼脂层上打孔,再将抗原加入孔中。孔中的抗原向四周扩散过程中与琼脂中抗体发生反应,在两者比例适宜的区域内形成白色沉淀环。沉淀环之直径大小与抗原的浓度成正比,如预先用已知不同浓度的标准抗原与一定量的抗体反应后,以沉淀环直径为横坐标,抗原浓度为纵坐标,在半对数纸上绘制标准曲线,则待检标本中所含抗原的量即可从标准曲线中求出。

主要用于血清中 IgG、IgA、IgM、补体成分、前白蛋白、白蛋白、蛋白酶等多种蛋白质的含量,辅助临床诊断或分析疾病。本实验以检测待检血清 IgG 含量为例加以介绍。

【试剂与器材】

1. 待检血清。
2. 已知含量的人 IgG 参考血清。
3. 羊抗人 IgG 诊断血清(单扩效价 1∶80)。
4. 生理盐水、30g/L 生理盐水琼脂。
5. 温箱、微量加样器、TIP 头、三角烧瓶、吸管、载玻片、打孔器、湿盒、等。

【操作步骤】

1. 制备含抗体的琼脂板

取羊抗人 IgG 诊断血清,吸取 0.3ml 与 11.7ml 生理盐水混匀(40 倍稀释),置 56℃ 水浴中恒温待用。取 30g/L 生理盐水琼脂 1 管,隔水煮沸溶化至澄清,然后置 56℃ 水浴中,待琼脂温度降至 56℃ 时,立即加入等量 1∶40 稀释抗血清,迅速轻轻混匀,勿使产生气泡,迅速倾入载玻片上,每片 4ml,静置(10～15min)待冷却凝固后打孔。

2. 打孔

用打孔器在凝胶板上打孔,使孔径为 3mm,孔间距为 12～15mm,要求孔打得圆整、光滑,不要破裂。

3. 加样

将参考血清用 0.5ml 蒸馏水溶解,用生理盐水作系列稀释。以人 IgG 含量为 10mg/ml 为例:

参考血清稀释度	1∶10	1∶16	1∶20	1∶32	1∶40
相应 IgG 的含量(μg/ml)	1000	625	500	312.5	250

待检血清用生理盐水作 1：40 稀释,按顺序将它们分别加入琼脂板上各孔中,每孔 10μl。

4. 扩散

将加好样的凝胶板放入湿盒内,置 37℃温育 24h,观察结果。

【结果计算】

1. 用尺子精确测量各实验孔沉淀环直径大小,如果沉淀环不太圆,需同时测定它的横径和竖径,取其平均值作为沉淀环直径。

2. 标准曲线绘制　以各种稀释度参考血清的沉淀环直径为横坐标,相应孔中 IgG 含量为纵坐标,在半对数坐标纸上绘制出标准曲线。

3. 计算待测血清标本中 IgG 含量　根据标本孔沉淀环直径,从标准曲线上查得相应 IgG 含量,将查得的 IgG 含量乘以标本的稀释倍数(40),即为血清实际 IgG 含量。

【注意事项】

1. 该实验为定量实验,必须严格控制各种影响因素,如参考蛋白的稀释、抗体的浓度、琼脂的质量和浓度、板的厚度和均匀度等。

2. 诊断血清与融化琼脂混合时,琼脂的温度应控制在 56℃,若温度过高会令抗体失活,温度过低,琼脂凝固,不能制板或是制板不均匀。

3. 制板时,琼脂和诊断血清要充分混匀,制板要均匀、平整、厚薄一致、无气泡,均匀铺满整张玻片。

4. 有时可出现双重沉淀环现象,可能由于存在抗原性相同而扩散率不同的两个组分所致。

5. 每批实验应同步绘制标准曲线,决不可一次做成,长期使用。

（杨　文　常彩红）

实验 5　补体参与的反应

由 IgG 类或 IgM 类抗体与相应抗原结合形成抗原抗体复合物,免疫复合物中的 IgG 或 IgM 具有激活补体的功能,与适量补体结合可以引起复合物的溶解反应,这种反应称为补体参与的抗原抗体反应。

一、溶血实验

【实验目的】

掌握溶血反应的原理及结果观察。

【实验原理】

绵羊红细胞(SRBC)与其相应抗体(抗 SRBC)结合,在适量补体参与下可导致红细胞裂解,出现肉眼可见的溶血现象,此为补体参与的溶血反应。因此,抗 SRBC 又称溶血素。

【主要试剂与器材】

1.免疫血清　2 单位抗 SRBC(即溶血素)。

2.1%SRBC 悬液。

3.补体　2 单位补体。

4.生理盐水。

5.器材　试管、吸管、试管架、恒温水浴箱等。

【操作步骤】

1. 取 4 支小试管,编号列于试管架上,

2. 第 1,3 管各加入生理盐水 0.25ml,第 4 管加入生理盐水 0.5ml。第 2 管不加生理盐水。

3. 第 1,2 管各加 1 : 100 溶血素 0.25ml。

4. 第 1,2,3,4 管各加入 1% SRBC 悬液 0.25ml。充分混匀,静置 15min。

5. 第 2,3 管各加入 2 单位补体 0.25 ml。充分混匀,静置 37℃ 水浴箱 30 min,取出观察结果(表 3-5-1)。

表 3-5-1　溶血反应

孔号	1	2	3	4
生理盐水(ml)	0.25	—	0.25	0.5
溶血素(ml)(2 单位)	0.25	0.25	—	—
1%SRBC 悬液(ml)	0.25	0.25	0.25	0.25
充分混匀,静置 15min。				
补体(2 单位)(ml)	—	0.25	0.25	—
充分混匀,静置 37℃ 水浴箱 30 min,取出观察结果。				
观察结果				

【结果判定】

完全溶血:溶液红色,完全透明。记录:完全溶血(阳性)。

不溶血:溶液白色,透明。红细胞沉淀管底,混摇时可见沉淀的红细胞飘起,混匀后红细胞悬液呈均匀混浊。记录:不完全溶血(阴性)。

绵羊红细胞(抗原)与适量的溶血素(绵羊红细胞的相应抗体)特异性结合后,在一定量补体(豚鼠血清)参与下,可引起绵羊红细胞溶解(溶血),根据此原理进行结果分析如下:

第 1 管中只有 SRBC 和溶血素,没有补体参与。结果:不溶血。(表示实验阴性)

第 2 管中有 SRBC 和溶血素,还有补体参与,结果:溶血。(表示实验阳性)

第 3 管中只有 SRBC 和补体,没有溶血素,结果应该是不溶血。(表示实验阴性)

第 4 管中只有 SRBC,没有溶血素和补体,结果:不溶血。(表示实验阴性)

各管所加生理盐水只是补足液体容量,使各实验管的最终容量一致。

【思考题】

1. 补体参与的溶血机制。

2. 补体激活的途径。

二、溶血素的滴定

【实验目的】

掌握兔抗 SRBC 免疫血清鉴定的原理;熟悉该方法的操作及结果判断。

【实验原理】

SRBC 作为颗粒性抗原在体外与其相应抗体(兔抗 SRBC 免疫血清)结合,玻片实验即可出现肉眼可见的凝集块,即凝集实验阳性。当 SRBC 在试管中与其相应免疫血清结合后,在补体作用下,将导致 SRRC 裂解,发生补体参与的溶血反应。当反应体系中的 SRBC 和补体量一定时,其溶血反应程度与溶血素的效价呈正比,此即为补体参与的溶血实验,据此可测定溶血素的效价。

【主要试剂与器材】

1. 免疫血清　溶血素。

2. 1%SRBC 悬液。

3. 补体　豚鼠新鲜血清。

4. 生理盐水。

5. 器材　试管、吸管、试管架、恒温水浴箱、玻片等。

【操作步骤】

1. 取 10 支小试管,编号列于试管架上,每管加生理盐水 0.2ml。

2. 第 1 管加溶血素(1:100)0.2ml,混匀,进行倍比稀释,从第 1 管中取 0.2ml 加入第 2

管,混匀,再从第 2 管中取 0.2ml 加入第 3 管……依次至第 9 管混匀后弃去 0.2ml。使溶血素稀释度从第 1 至 9 管分别为 1∶200、1∶400、1∶800、1∶1600、1∶3200、1∶16400、1∶12800、1∶25600、1∶512000。

2.按表 3-5-2 顺序加入各成分,第 10 管不加溶血素,为绵羊红细胞对照管。

表 3-5-2　溶血素的滴定

试管	生理盐水 (ml)	溶血素 0.2ml	1%羊血细胞 (ml)		补体 1∶30 (ml)		结果观察
1	0.2	1∶200	0.2		0.2		完全溶血
2	0.2	1∶400	0.2		0.2		完全溶血
3	0.2	1∶800	0.2		0.2		完全溶血
4	0.2	1∶1600	0.2	15min	0.2	充分混匀, 37℃水浴 30min	完全溶血
5	0.2	1∶3200	0.2		0.2		完全溶血
6	0.2	1∶6400	0.2		0.2		大部分溶血
7	0.2	1∶12800	0.2		0.2		部分溶血
8	0.2	1∶25600	0.2		0.2		不溶血
9	0.2	1∶512000	0.2		0.2		不溶血
10	0.4	—	0.2		0.2		不溶血

【结果判定】

观察溶血现象,以呈现完全溶血的血清最高稀释度为溶血素效价,如上表中溶血素效价为 1∶3200。

【注意事项】

1.实验所用补体应采用豚鼠新鲜血清。

2.补体性质极不稳定,需对实验条件和各个环节加以严格控制。

3.兔抗人 IgG 免疫血清的鉴定可采用双向免疫扩散法。

【思考题】

1.兔抗 SRBC 免疫血清的鉴定为什么采用玻片凝集实验?

2.溶血素效价的滴定采用哪种方法?应注意哪些事项?

（杨　文　常彩红）

第十章　免疫标记技术

免疫标记技术是用荧光素、酶或放射性核素等标记物标记抗体或抗原,进行的抗原抗体反应,是目前应用最广泛的免疫学检测技术。标记物与抗体或抗原连接后不改变后者的免疫特性,不仅提高了方法的灵敏度,而且还具有快速、可定性、定量甚至定位检测。

免疫荧光法(immunofluorescence)是用荧光素与抗体连接成荧光抗体,再与待检标本中的抗原反应,置荧光显微镜下观察,抗原抗体复合物散发荧光,借此对标本中的抗原作定性和定位。常用的荧光素有异硫氰酸荧光素(fluoresceinisothiocyanate,FITC)和藻红蛋白(phycoerythrin,PE),前者发黄绿色荧光,后者发红色荧光。

酶免疫测定(enzyme immunoassay,EIA)是用酶标记的抗体进行检测的抗原抗体反应。它将抗原抗体反应的特异性与酶催化作用的高效性相结合,通过酶作用于底物后显色来判定结果。可用目测定性,也可用酶标测定仪测定光密度(OD)值以反映抗原含量,敏感度可达 ng/ml 甚至 pg/ml 水平。常用于标记的酶有辣根过氧化物酶(horseradish peroxidase,HRP)、碱性磷酸酶(alkalinephosphatase,AP)等。常用的方法有酶联免疫吸附实验和酶免疫组化法,前者测定可溶性抗原或抗体,后者测定组织或细胞中的抗原。

酶联免疫吸附实验(enzyme-linked immunosorbent assay,ELISA)是酶免疫测定技术中应用最广的技术。其基本方法是将已知的抗原或抗体吸附在固相载体(聚苯乙烯微量反应板)表面,使抗原抗体反应在固相表面进行,通过洗涤将固相上的抗原抗体复合物与液相中的游离成分分开。

生物素－亲和素系统(biotin avidin system,BAS)-ELISA:生物素(biotin)是广泛分布于动植物中的一种生长因子,以辅酶形式参与各种羧化酶反应,故称辅酶 R 或维生素 H。亲和素(avidin)是卵白及某些微生物中的一种蛋白质,由四个亚单位组成,对生物素有高度的亲和力。生物素容易与蛋白质(如抗体)共价结合,若再与结合了酶的亲和素分子结合,既起到放大作用,又可显色指示反应。利用亲和素－生物素－酶的连接关系追踪生物素标记抗体所识别的抗原,进一步提高了检测的灵敏度。例如用此法检查标本中的特异抗原时,先用已知抗体包被固相,依次加入待检样品,生物素标记的特异抗体,酶标记的亲和素,最后加底物显色。生物素也可结合核苷酸,因此 BAS 除用于抗原抗体检测外,还用于 DNA 和 RNA 的测定。

放射免疫测定法(radioimmunoassay,RIA)是用放射性核素标记抗原或抗体进行免疫学检测的技术。它将放射性核素显示的高灵敏性和抗原抗体反应的特异性相结合,使检测的敏感度达 pg/ml 水平。常用于标记的放射性核素有 I^{125} 和 I131,采用的方法分液相法和固相法两种。常用于微量物质测定,如胰岛素、生长激素、甲状腺素、孕酮等激素,吗啡、地高辛等药物以及 IgE 等。

化学发光免疫分析(chemiluminescence immunoassay,CLIA)将发光物质(如吖啶酯、鲁米诺等)标记抗原或抗体进行反应,发光物质在反应剂(如过氧化阴离子)激发下生成激发态中间体,当激发态中间体回到稳定的基态时发射出光子,用自动发光分析仪能接收光信号,通过测定光子的产量,以反映待检样品中抗体或抗原的含量。该法灵敏度有时可高于放射免疫测定法,常用于血清超微量活性物质的测定,如甲状腺素等激素。

实验 6　酶联免疫吸附实验

酶联免疫吸附实验(Enzyme-Linked Immunosorbent Assays,ELISA)是应用酶标记的抗体(或抗原)在固相支持物表面检测未知抗原(或抗体)的方法。酶与抗体(或抗原)交联后,再与结合在固相支持物表面的相应抗原或抗体反应,形成酶标记抗体—抗原复合物,此时加入酶底物和显色剂,在酶催化底物后呈现显色反应,液体显色的强弱和酶标记抗体—抗原复合物的量成正比,借此反映出待检测的抗原或抗体量。

ELISA 利用抗原—抗体的免疫学反应和酶的高效催化底物反应的特点,具有生物放大作用,最低可检出浓度在纳克水平。ELISA 所使用的试剂都比较稳定,按照一定的实验程序进行测定,实验结果重复性较好,有较高的准确性。ELISA 成本低,操作简便,可同时快速测定多个样品,不需要特殊的仪器设备。ELISA 法测定技术与其他技术结合发展成为专门的分析方法,如与电泳技术结合的免疫印迹技术,与层析技术结合的层析-ELISA 技术等已成为生物实验室的常规技术。

一、双抗夹心法测定 HBsAg

【实验目的】

掌握双抗夹心法的原理及操作方法。

【实验原理】

ELISA 基本原理见图 3-6-1:以特异性抗体(抗 HBsAg)致敏载体表面,然后将含有抗原的标本加入致敏的载体一起孵育,洗去未结合的抗原,加入酶标特异抗体(酶标抗 HBsAg)。酶标抗体就连接到已结合于抗体致敏的载体表面的抗原上,孵育后,洗去未结合的酶标抗HBsAg。最后加入底物溶液,根据显色反应来判定抗原含量。

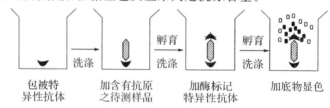

图 3-6-1　双抗体夹心法测抗原示意图

【主要试剂与器材】

1. 包被抗-HBsAg 反应条。
2. 待测病人血清、HBsAg 阳性对照血清、HBsAg 阴性对照血清。
3. 辣根过氧化物酶(HRP)标记的抗-HBs(酶结合物)。

4. 洗涤液。

5. 显色剂 A(H₂O₂)、显色剂 B(四甲基联苯胺，TMB)。

6. 终止液。

7. 微量移液器、TIP 头、恒温箱、酶标仪。

【操作步骤】

1. 于已包被抗-HBsAg 的反应条的实验孔内加入待测血清，每孔 50μl，并设 HBsAg 阳、阴性对照 2 孔(加入 HBsAg 阳性、阴性对照标本，每孔 50μl)，空白对照 1 孔。

2. 加入酶结合物，每孔 1 滴，空白对照孔不加。充分混匀后置 37℃ 孵育 30min。

3. 手工洗板：弃去反应条孔内液体，用洗涤液注满每孔后静置 30s，甩干，反复 5 次后在吸水纸上拍干。

4. 每孔分别加入显色剂 A 液、B 液各 1 滴，混匀后 37℃ 孵育 10min。

5. 每孔加入终止剂 1 滴，混匀。

6. 用酶标仪进行比色(波长 450nm)，先用空白孔校零点，然后读取各孔 A 值。

【结果判定】

肉眼观察结果：反应孔内颜色越深，阳性程度越强，阴性反应为无色或极浅，依据所呈颜色的深浅，以"＋"、"－"号表示。

酶联免疫检测仪测 A 值：在 ELISA 检测仪上，于 450nm 处，以空白对照孔调零后测各孔 A 值，若样本 A 值大于规定的阴性对照 A 值的 2.1 倍，即为阳性，比值小于 2.1 而大于 1.5 为可疑，<1.5 为阴性。

二、竞争法

【实验目的】

掌握竞争法的原理及操作方法。

【实验原理】

竞争法基本原理见图 3-6-2。

本法首先将特异性抗体吸附于固相载体表面，我们把抗原和抗体吸附到固相载体表面的这个过程，称为包被(Coating)。经洗涤后分成两组：一组加酶标记抗原和被测抗原的混合液，而另一组只加酶标记抗原，再经孵育洗涤后加底物显色，这两组底物降解量之差，即为我们所要测定的未知抗原的量。

这种方法所测定的抗原只要有一个结合部位即可，因此，对小分子抗原如激素和药物之类的测定常用此法。该法的优点是快，因为只有一个保温洗涤过程，但需用较多量的酶标记抗原。

【主要试剂与器材】

1. 聚苯乙烯微量细胞培养板(平板，48,96 孔)。

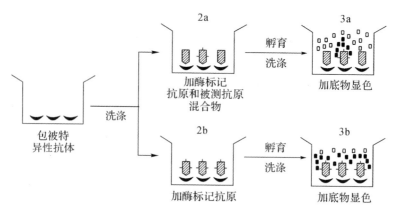

图 3-6-2　竞争法测抗原示意图

2. 酶联免疫检测仪。

3. 辣根过氧化物酶标记的与被检抗原相同的抗原(酶标抗原),工作稀释度 1:1000。

4. 包被液:0.05mol/L pH9.6 碳酸缓冲液,4℃ 保存。 Na_2CO_3 0.15g,$NaHCO_3$ 0.293g,蒸馏水稀释至 100ml。

5. 稀释液:0.01mol/L pH7.4 PBS-Tween-20,4℃ 保存。 NaCl 8g,KH_2PO_4 0.2g,$Na_2HPO_4 \cdot 12H_2O$ 2.9g,Tween-20,0.5ml. 蒸馏水加至 1000ml。

6. 洗涤液:同稀释液。

7. 封闭液:0.5%鸡卵清蛋白,pH7.4 PBS。

8. 邻苯二胺溶液(底物):临用前配制 0.1mol/L 柠檬酸(2.1g/100ml),6.1ml 0.2mol/L $Na_2HPO_4 \cdot 12H_2O$(7.163g/100ml)6.4ml,蒸馏水 12.5ml,邻苯二胺 10mg,溶解后,临用前加 30% H_2O_2 40μl。

9. 终止液:2mol/L H_2SO_4。

【操作步骤】

1. 包被抗体:用包被液将特异性抗体作适当稀释,一般为 1~10μg/孔,每孔加 100μl,37℃温育 1h 后,4℃冰箱放置 16~18h。

2. 洗涤:倒尽板孔中液体,加满洗涤液,静放 3min,反复三次,最后将反应板倒置在吸水纸上,使孔中洗涤液流尽。

3. 加封闭液 100μl,37℃放置 1h。

4. 洗涤同 2。

5. 加被检抗原和用辣根过氧化物酶标记的与被检抗原相同的抗原(酶标抗原):用稀释液将被检抗原作几种稀释,每孔 100μl。同时加入酶标抗原,每孔 100μl。同时作稀释液对照。37℃放置 2h。

6. 洗涤同 2。

7. 加底物:邻苯二胺溶液加 100ml,室温暗处 10~15min。

8. 加终止液:每孔 50μl。

9. 观察结果:肉眼观察或用酶联免疫检测仪记录 490nm 读数。

【结果判定】

肉眼观察结果：阳性反应为无色或极浅，阴性反应为蓝色，加终止液后，为黄色。

酶联免疫检测仪测 A 值：在 ELISA 检测仪上，于 490nm 处，以空白对照孔调零后测各孔 A 值，若大于规定的阴性对照 A 值的 2.1 倍，即为阴性，比值小于 2.1 而大于 1.5 为可疑，小于 1.5 为阳性。

三、间接法

【实验目的】

掌握间接法的原理及操作方法。

【实验原理】

间接法基本原理见图 3-6-3：

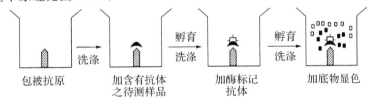

图 3-6-3　间接法测抗体示意图

间接法首先用抗原包被于固相载体，这些包被的抗原必须是可溶性的，或者至少是极微小的颗粒，经洗涤，加入含有被测抗体的标本，再经孵育洗涤后，加入酶标记抗抗体，（对人的标本来说即加酶标抗人球蛋白 IgG、IgM），再经孵育洗涤后，加底物显色，底物降解的量，即为欲测抗体的量，其结果可用目测或用分光光度计定量测定，本法用不同种抗原包被固相载体后，只要用一种酶标记抗人球蛋白，即可作多种人的传染病、寄生虫病以及其他疾病的血清学诊断。如用酶标记抗人 IgM，则可用于早期诊断。

【主要试剂与器材】

1. 聚苯乙烯微量细胞培养板（平板，48，96 孔）。

2. 酶联免疫检测仪。

3. 辣根过氧化物酶羊抗兔 IgG，工作稀释度 1∶1000。

4. 包被液：0.05mol/L pH9.6 碳酸缓冲液，4℃ 保存。Na_2CO_3 0.15g，$NaHCO_3$ 0.293g，蒸馏水稀释至 100ml。

5. 稀释液：0.01mol/L pH7.4 PBS-Tween-20，4℃ 保存。NaCl 8g，KH_2PO_4 0.2g，$Na_2HPO_4 \cdot 12H_2O$ 2.9g，Tween-20，0.5ml. 蒸馏水加至 1000ml。

6. 洗涤液：同稀释液。

7. 封闭液：0.5% 鸡卵清蛋白，pH7.4 PBS。

8. 邻苯二胺溶液（底物）：临用前配制 0.1mol/L 柠檬酸（2.1g/100ml），6.1ml 0.2mol/L $Na_2HPO_4 \cdot 12H_2O$（7.163g/100ml）6.4ml，蒸馏水 12.5ml，邻苯二胺 10mg，溶解后，临用前

加 30% H_2O_2 40μl。

9. 终止液:2mol/L H_2SO_4。

【操作步骤】

1. 包被抗原:用包被液将抗原作适当稀释,一般为 1～10μg /孔,每孔加 100μl,37℃温育 1h 后,4℃冰箱放置 16～18h。

2. 洗涤:倒尽板孔中液体,加满洗涤液,静放 3min,反复三次,最后将反应板倒置在吸水纸上,使孔中洗涤液流尽。

3. 加封闭液 100μl,37℃放置 1h。

4. 洗涤同 2。

5. 加被检血清:用稀释液将被检血清作几种稀释,每孔 100μl。同时作稀释液对照。37℃放置 2h。

6. 洗涤同 2。

7. 加辣根过氧化物酶羊抗兔 IgG,每孔 100μl,放置 37℃ 1μl。

8. 洗涤同 2。

9. 加底物:邻苯二胺溶液加 100ml,室温暗处 10～15min。

10. 加终止液:每孔 50μl。

11. 观察结果:肉眼观察或用酶联免疫检测仪记录 490nm 读数。

【结果判定】

肉眼观察结果:反应孔内颜色越深,阳性程度越强,阴性反应为无色或极浅,依据所呈颜色的深浅,以"+"、"-"号表示。

酶联免疫检测仪测 A 值:在 ELISA 检测仪上,于 490nm 处,以空白对照孔调零后测各孔 A 值,若大于规定的阴性对照 A 值的 2.1 倍,即为阳性,比值小于 2.1 而大于 1.5 为可疑,小于 1.5 为阴性。

四、捕获法

【实验目的】

掌握捕获法的原理及操作方法。

【实验原理】

方法的基本原理可见图 3-6-4。

【主要试剂与器材】

1. 聚苯乙烯微量细胞培养板(平板,48、96 孔)。

2. 酶联免疫检测仪。

3. 辣根过氧化物酶标记的针对特异性抗原的抗体(特异性的酶标抗体),工作稀释度 1∶1000。

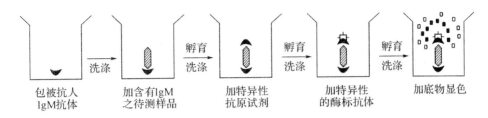

图 3-6-4　捕获法测抗体示意图

4. 特异性抗原试剂。

5. 包被液：：0.05mol/L pH9.6 碳酸缓冲液，4℃ 保存，Na_2CO_3 0.15g，$NaHCO_3$ 0.293g，蒸馏水稀释至 100 ml。

6. 稀释液：0.01mol/L pH7.4 PBS-Tween-20，4℃ 保存。NaCl 8g，KH_2PO_4 0.2g，$Na_2HPO_4 \cdot 12H_2O$ 2.9g，Tween-20，0.5ml。蒸馏水加至 1000ml。

7. 洗涤液：同稀释液。

8. 封闭液：0.5％鸡卵清蛋白，pH7.4 PBS。

9. 邻苯二胺溶液（底物）：临用前配制 0.1mol/L 柠檬酸（2.1g/100ml），6.1ml 0.2mol/L $Na_2HPO_4 \cdot 12H_2O$(7.163g/100ml)6.4ml，蒸馏水 12.5ml，邻苯二胺 10mg，溶解后，临用前加 30％ H_2O_2 40μl。

10. 终止液：2mol/L H_2SO_4。

【操作步骤】

1. 包被抗体：用包被液将抗人 IgM 抗体作适当稀释，一般为 1～10μg /孔，每孔加 100μl，37℃温育 1h 后，4℃冰箱放置 16～18h。

2. 洗涤：倒尽板孔中液体，加满洗涤液，静置 3min，反复三次，最后将反应板倒置在吸水纸上，使孔中洗涤液流尽。

3. 加封闭液 100μl，37℃放置 1h。

4. 洗涤同 2。

5. 加被检血清：用稀释液将被检血清作几种稀释，每孔 100μl。同时作稀释液对照。37℃放置 2h。

6. 洗涤同 2。

7. 加特异性抗原试剂：每孔 100μl，37℃放置 2h。

8. 洗涤同 2。

9. 加辣根过氧化物酶标记的针对特异性抗原的抗体（特异性的酶标抗体），每孔 100μl，放置 37℃ 1h。

10. 洗涤同 2。

11. 加底物：邻苯二胺溶液加 100ml，室温暗处 10～15min。

12. 加终止液：每孔 50μl。

13. 观察结果：用肉眼观察或酶联免疫检测仪记录 490nm 读数。

【结果评定】

肉眼观察结果：反应孔内颜色越深，阳性程度越强，阴性反应为无色或极浅，依据所呈颜色的深浅,以"＋"、"－"号表示。

酶联免疫检测仪测 A 值:在 ELISA 检测仪上,于 490nm 处,以空白对照孔调零后测各孔 A 值,若大于规定的阴性对照 A 值的 2.1 倍,即为阳性,比值小于 2.1 而大于 1.5 为可疑,小于 1.5 为阴性。

【影响因素】

1. 标本的采集和保存

ELISA 实验所用标本主要为血清,也有以唾液、尿液、粪便等生物材料为标本,以测定其中某种抗体或抗原成分。血清标本可直接测定,而粪便和某些分泌物等标本需要经过预处理。

在血液采集和运输过程时,应注意避免溶血。否则,红细胞溶解时会释放出血红蛋白,血红蛋白中的亚铁血红素具有过氧化物酶活性的物质,在以 HRP 为标记的 ELISA 实验测定中,可能会增加非特异性显色而出现假阳性结果。血清标本适宜在新鲜时检测,若推迟检测需将标本低温保存。一般说来,在 5d 内检测的血清标本,可放置于 4℃,超过 1w 检测的需低温冰存。因为反复冰融会使抗体效价降低,所以,对需要保存做多次抗体测定的血清标本,应少量分装并冰存。同时应注意,从标本采集开始就应注意无菌操作,避免标本被污染。因为菌体中可能含有内源性 HRP,会导致假阳性结果的出现。

2. 试剂的准备

应选择质量优良、有批准文号且在有效期内的检测试剂,严格按照试剂说明书进行实际操作。从冰箱中取出的试剂应放在室温下 30~60min 冻融,再进行测试。试剂使用前应摇匀。

3. 加样

在 ELISA 实验操作中,依次有 3 次加样,即加标本、加酶结合物、加底物。加标本一般采用微量加样器。每次加样必须更换吸嘴,以避免交叉感染,且应避免吸样量过多或过少。

4. 温育

温育是影响检测结果的最关键因素,应注意避免孵育时间过长,否则可出现非特异性结合紧附于反应孔周围,难以清洗彻底,导致花板。

5. 洗涤

洗涤是决定 ELISA 实验成败的一个基本步骤。通过洗涤,可以清除残留在板孔中没有与固相抗原或抗体结合的物质,以及在反应过程中非特异性地吸附于固相载体的干扰物质。采用自动洗板机洗板,要保证洗液注满各孔,洗板结束后,最好在干净、无尘的吸水纸上轻轻拍干。如洗液量不足,可致洗板不彻底;洗板针堵塞,抽吸不完全;洗板不畅,导致洗板效果差。

6. 显色

显色是 ELISA 实验中最后一步温育反应,此时酶催化无色的底物生成有色的产物。反应的温度和时间仍是影响显色的因素。适当提高温度,有助于加速显色。在一定时间内,阴性孔可保持无色,而阳性孔则随时间的延长而呈色加强。应注意加显色剂时,要保持显色剂不外流。OPD 底物液受光照会自行变色,因此,显色反应应避光。加终止液时产生较多气泡,可能使假阳性结果的出现概率增加。

7. 比色

比色的方法有目视法和酶标比色法 2 种,目视法简单明了,但对同一标本,操作者的不同有时会出现不同的结果,具有一定的主观性。比色的结果通常用吸光度(absorbance,A)。由于处理过程的准确性高、精密度好和重复性强等优点,全自动酶免分析系统越来越多地被用于 ELISA 实验检测中。在条件允许的情况下,应该用全自动酶免分析系统测定吸光度,这样可以得到相对客观的数据。酶标仪不应安置在阳光或强光照射下,操作时的适宜室温在 15~30℃,使用前要先预热仪器 15~30min,使测得结果更为准确。比色前,应先用洁净的吸水纸擦拭干净板底附着的液体,然后将板正确放在酶标比色仪的比色架上。

(裴 华 常彩红)

实验7　酶免疫印迹技术

酶免疫印迹技术又称蛋白质印迹(Western blotting),是一种借助抗原鉴定特异性抗体的有效方法。该法是在凝胶电泳和固相免疫测定技术基础上发展起来的一种新的免疫生化技术,可将 SDS-聚丙烯酰胺凝胶电泳的高分辨率与抗原抗体反应的高特异性相结合。

【实验目的】

通过本实验了解酶免疫印迹技术的方法和操作要点。

【实验原理】

酶免疫印迹技术一般由凝胶电泳;样品的印迹和固定化;各种灵敏的检测手段如抗体、抗原反应等三大实验部分组成。

1. 生物大分子凝胶电泳分离蛋白质印迹法的第一步一般是将蛋白质进行 SDS-聚丙烯酰胺凝胶电泳,使待测蛋白质在电泳中按相对分子质量大小在板状胶上排列。

2. 分子区带的转移和固定第二步就是把凝胶电泳已分离的分子区带转移并固定到一种特殊的载体上,使之形成稳定的、经得起各种处理并容易检出的,即容易和各自的特异性配体结合的固定化生物大分子。现用得最多的载体材料为硝酸纤维素膜(NC 膜)和一种尼龙衬底的膜(ZB 膜),它们和生物大分子都是非共价结合。

3. 特异性谱带的检出 印迹在载体上的特异抗原的检出依赖于抗体、抗原的亲合反应。即将酶、荧光素或同位素标记的特异蛋白分别偶联在此特异抗体的二抗上,再分别用底物直接显色,测荧光,放射自显影等方法检测出特异性抗原。可用一般的蛋白染料(如丽春红)检测转移到膜上的蛋白,验证转移是否成功。

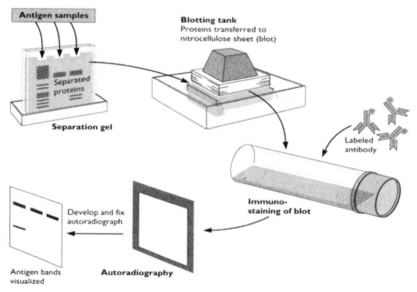

图 3-7-1　酶免疫印迹技术原理示意图

【主要试剂与器材】

1. 材料:海绵块,滤纸,小塑料盒,乳胶手套,镊子。
2. 仪器:电泳仪,电泳转移槽及转移夹,水平摇床。
3. 试剂:
(1)印迹缓冲液
25mmol/L Tris,192mmol/L 甘氨酸,20% 甲醇,pH8.3。
(2) PBS 贮存液(10×PBS)
0.2mol/L K_2HPO_4,KH_2PO_4,5mol/L NaCl,pH7.45。
(3)PBS 缓冲液
取 10×PBS 贮存液,临用前用重蒸水 10 倍体积稀释。
(4)封闭液 PBS+3% 牛血清白蛋白
(5)漂洗液 PBS+1% Tween-20

【操作步骤】

电转

1. 戴乳胶手套将 NC 膜裁成和需印迹凝胶相似而略大的小块。
2. 将 SDS-PAGE 后准备印迹的凝胶块和 NC 膜分别放入装有印迹缓冲液的小塑料盒里漂洗 10min。
3. 将滤纸裁成比凝胶和 NC 膜略大的小块,按电转仪要求的顺序做成"三明治"状,放入转移夹中。
4. 印迹槽中倒入印迹液,将印迹夹放入,胶朝负极,NC 膜朝正极,印迹时电流从负极到正极,即将胶上的蛋白质印迹到 NC 膜上。
5. 电印迹:接通电源,使电流达 300mA,同时通冷凝水,印迹 2h 后,切断电源。

非特异性蛋白染色

印迹完毕,用镊子小心取出 NC 膜,放置于塑料盒中。用丽春红染色至出现明显电泳条带,立即用大量水轻轻漂洗数次至背景红色消失。剪取目的条带或标记后,置 37℃用漂洗液洗至染色条带消失,进行特异性抗体检测。

特异性抗体检测

1. 印迹完毕,用镊子小心取出 NC 膜,放置小塑料盒中,加入封闭液,37℃振摇封闭 2h。
2. 倒出封闭液,用漂洗液洗 3 次,每次 5min。加入特异性抗体。用封闭液稀释(如已测效价,可按效价比例稀释,一般情况可先试 1:500),在 4℃下振摇过夜,或 37℃振摇 2h。
3. 用漂洗液洗 3 次,每次 5min(摇)。
4. 加入用封闭液按商品要求稀释的酶标二抗,在 37℃振摇孵育 30min。
5. 用漂洗液洗涤(同 3)。
6. 用显色液显色,到显色清晰时,用蒸馏水漂洗终止反应。

【结果判定】

1. 蛋白印迹后用丽春红染色可见各电泳条带均显色。

2.蛋白印迹后抗体检测可见特异性条带显色。

【注意事项】

1.裁剪 NC 膜时一定要戴乳胶手套,不然会将手上的蛋白印到 NC 膜上。

2.漂洗要充分,否则会出现本底显色过高或有非特异显色,影响结果观察。

（裴　华）

实验 8　荧光免疫染色技术

荧光抗体技术的应用范围十分广泛,常用于测定细胞表面抗原和受体;各种病原微生物的快速检查和鉴定;组织内抗原的定性和定位研究;以及各种自身抗体的检测等。因此,可供检查的标本种类很多,包括各种细胞、细菌涂片、组织印片或切片,以及感染病毒的单层细胞等。下面着重介绍直接法和间接法两种方法,并以间接法 T 细胞亚群检测为例,以使读者对免疫荧光技术有所了解。

【实验目的】

1.了解 T 淋巴细胞亚群检测的临床应用。

2.理解荧光免疫染色技术检测 T 淋巴细胞的步骤。

3.掌握间接免疫荧光法的原理。

【实验原理】

免疫荧光染色技术可分为直接荧光抗体法、间接荧光抗体法两种。

直接法:即直接荧光抗体(一抗)于待检标本片上,经反应和洗涤后在荧光显微镜下观察。标本中如有相应抗原存在,即与荧光抗体特异性结合,在镜下可见有荧光的抗原抗体复合物。此法是荧光抗体技术最简单和基本的方法。

间接法:系根据抗球蛋白实验原来,用荧光物质标记的抗球蛋白抗体(简称二抗)。此法即将待测抗体(一抗)加到含有已知抗原的标本片上,作用一段时间后,洗去未结合的抗体。而后滴加标记抗体,此时二抗即可与结合在抗原上的一抗结合,形成抗原-抗体-二抗复合物,并显示荧光。如图 3-8-1 所示:

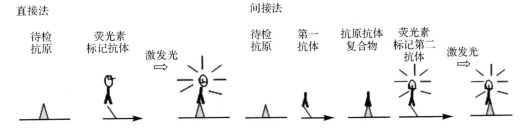

图 3-8-1　荧光免疫染色技术原理示意图

【主要试剂与器材】

1.肝素抗凝血。

2.淋巴细胞分层液:密度 $1.077g/L\pm0.001g/L$。

3.鼠抗人 T 淋巴细胞 McAb(Ab_1):抗 CD3、抗 CD4、抗 CD8。

4.荧光标记羊抗鼠 IgG(Ab_2)。

5.含 5%胎牛血清的 Hanks 液。

6.试管、EP 管、吸管、离心管、离心机、荧光显微镜、载玻片、盖玻片等。

【操作步骤】

1. 取肝素抗凝血 2ml,分离淋巴细胞,用含 5％胎牛血清的 Hanks 液配成 1.5×10^6 细胞/ml 的淋巴细胞悬液。

2. 取 4 个 EP 管,每管加 $100\mu l$ 淋巴细胞悬液,3000r/min 离心 10min。

3. 弃上清,每管加 CD3、CD4、CD8 的鼠抗人 McAb 各 $25\mu l$(1∶25 稀释),对照管加 Hank 液 $25\mu l$。混匀,4℃作用 30min。

1#管——CD3McAb

2#管——CD4McAb

3#管——CD8McAb

4#管——含 5％FCS 的 Hank's 液（对照管）

4. 用含 5％胎牛血清的 Hank's 液洗涤 3 次,每次 1500r/min 离心 10min。

5. 弃上清,每管加 1∶20 荧光标记羊抗鼠 IgG50μl,混匀,4℃避光作用 30min。

6. 同 4 步骤。

7. 弃上清,每管加 $20\mu l$ 含 5％胎牛血清的 Hank's 液,混匀,取一滴细胞悬液于载玻片,加盖玻片,荧光显微镜观察。

【结果分析】

在荧光显微镜下,细胞膜上发荧光的为阳性细胞。计数 200 个淋巴细胞,计算出各 T 淋巴细胞亚群的百分率。

T 淋巴细胞亚群参考值为:CD3 阳性 T 细胞 70％～80％、CD4 阳性 T 细胞 40％～60％、CD8 阳性 T 细胞 20％～30％。

【注意事项】

1. 荧光标记抗体应置于 4℃冰箱保存,避免反复冻融,使用前新鲜配制。

2. 荧光染色后一般在 1h 内完成,时间过长会使荧光减弱。

3. 各 T 淋巴细胞亚群的正常范围随各实验室的实验方法、条件的不同而稍有不同。

（裴　华　常彩红）

实验 9　化学发光免疫分析技术

化学发光免疫分析技术是将化学发光分析技术和免疫反应相结合的一种新型超微量分析技术。该技术具有发光分析的高度灵敏性和抗原抗体反应的高度特异性。

【实验目的】

掌握化学发光免疫分析技术的概念;化学发光酶免疫测定的原理。

【实验原理】

化学发光酶免疫测定是采用化学发光剂作为酶反应底物的酶标记免疫测定。经过酶和发光两级放大,具有高度灵敏性和特异性。利用两种抗相同抗原的单克隆抗体,其中一种包被到固相载体上,另一种用酶标记制备成酶标抗体。向固相载体中滴加待检样品,若样品中含有相应抗原,则抗原与包被的固相抗体相结合。洗涤后,加入酶标记抗体。洗涤后,加入发光底物溶液,在酶的催化作用下,产生发光反应,检测酶促化学发光的强度,根据标准曲线可实现对待测样品的定量分析。

【主要试剂与器材】

1. 包被液 0.05mol/L pH 9.6 碳酸钠－碳酸氢钠缓冲液。

2. 洗涤液 PBS-Tween-20。

3. 样品洗涤液 PBS-1%BSA。

4. HBsAg 化学发光酶免疫测定试剂盒 包被抗体、辣根过氧化物酶标记抗体和阳性标准品。

5. 底物溶液 AMPPD 溶液。

6. 样品 待检血清。

7. 其他仪器 酶促化学发光免疫分析仪、培养箱、96 孔聚苯乙烯板、微量加样器、湿盒、吸水纸等。

【操作步骤】

1. 包被 利用包被液稀释包被抗体,向 96 孔聚苯乙烯板内每孔加入 100μl,置于湿盒中,37℃孵育 2h 或 4℃过夜。

2. 洗涤 取出反应板,弃去孔内液体,每孔加洗涤液 300μl,洗涤 1min,于吸水纸上充分拍干。重复洗涤 3 次。

3. 加入待检样品和阳性标准品 用样品稀释液做不同倍数稀释 HBsAg 阳性标准品或待检血清,于每孔中加入 100μl,同时设定一个空白对照孔(加洗涤液 100μl),置于湿盒中,37℃孵育 1h。

4. 洗涤 同步骤 2。

5. 加入酶标抗体 用样品稀释液将酶标抗体稀释只工作浓度(按说明书),加入反应孔中,每孔 100μl,置于湿盒中,37℃孵育 1h。

6.洗涤　同步骤 2。

7.加入底物溶液　每孔加入 AMPPD 溶液 50μl,室温避光反应 30min。

8.化学发光测定　将反应板放置于酶促化学发光免疫分析仪中,检测化学发光强度。

【结果分析】

以不同稀释倍数的 HBsAg 阳性标准品的化学发光强度作为纵坐标,不同稀释倍数为横坐标,做出标准曲线,待测样品中 HBsAg 含量可由测量的化学发光强度换算得到。

正常人 HBsAg 参考范围为 $0\sim0.5\mu g/L$。待检样品中 HBsAg 若高于该参考范围,即为阳性。

(裴　华　常彩红)

实验 10　放射免疫法测定甲胎蛋白

甲胎蛋白（AFP）在胚胎时就已存在，大部分集中在肝组织中。为球蛋白，分子量68000。在胎儿发育过程中，由卵黄囊和胚胎肝产生，妊娠 13 周时，胎儿血清中的 AFP 值达到最高峰，约 3000ng/ml。此后，AFP 逐渐下降。胎儿出生时，大约为 80ng/ml 血清，出生一年后 AFP 继续下降，至第二年末达到最低水平，大约在 2～10ng/ml 血清，一直维持到成年。当发生原发性肝癌或畸胎瘤时，AFP 水平都会有明显增加。发生肝炎时 AFP 也会有一定量的增高，一般在 50ng/ml 以下，而且 AFP 值的增加速度较慢。

【实验目的】

掌握放射免疫测定的实验原理；

掌握甲胎蛋白测定的临床意义；

了解放射免疫测定仪的操作。

【实验原理】

本测定法采用放射免疫分析技术，测定血清中 AFP 的含量。待检血清或 AFP 标准品与一定量的放射性同位素标记的甲胎蛋白（^{125}I-AFP）及一定量的 AFP 抗血清溶液加在一起，混匀后在 37℃ 孵育，测定总放射性（T）。而后加入免疫分离剂，AFP 与抗体的复合物则产生沉淀。离心分离上清液，再测定沉淀的放射性（B）。计算各标准点的结合率（B/B_0），画出标准曲线，待检血清可根据其 B/B_0 结合率从标准曲线上查得其 AFP 浓度。

【主要试剂与器材】

1. 待检血清。

2. AFP 标准品：每瓶用 1.0ml 缓冲液溶解后，分别配成 10、25、50、100、200、400ng/ml 浓度。

3. ^{125}I-AFP：每瓶用 10ml 缓冲液溶解。

4. AFP 抗血清：用缓冲液溶解。

5. 免疫分离剂：使用前充分摇匀。

6. 缓冲液配制：用 40ml 蒸馏水稀释。

【操作步骤】

1. 取圆底聚苯乙烯试管若干支进行编号。

2. 按表 3-10-1 加入试剂：单位 μl。

（裴　华）

表 3-10-1

试剂 加入量	管别 NSB（缓冲生理盐水）	"O" 标准 S_0	标准 S_1—S_2	待检血清
缓冲液	200	100	—	—
标准	—	—	100	—
标本	—	—	—	100
^{125}I-AFP	100	100	100	100
AFP 抗体	—	100	100	100
混匀,37℃水浴 3h,测总 T(cpm)				
免疫分离剂	1000	1000	1000	1000

混匀,室温放置 15min

在 1500g 下离心 15min,吸去上清液,测各管沉淀的放射性计数（AFP）

【结果计算】

1.计算各管的百分结合率。

以 S_0 计算为 B_0,各标准管计数为 B,求各管的百分结合数:

$$B/B_0 \% = \frac{B(cpm) - NSB(cpm)}{B_0(cpm) - NSB(cpm)} \times 100$$

用标准曲线的计算结果在半对数坐标纸上,绘制 $B/B_0\%$-log 图。

待检血清的 AFP 浓度,可以根据 B/B_0 的百分结合率从标准曲线上查出。

注意:①测得的 B_0、B 结合率($B/B_0\%$)不应大于 T 值,否则本实验无效

②抗血清最高结合率(B_0)应在 $35\%\sim75\%$ 范围,计算方法为标准"O"管（S_0）沉淀计数率除以总 T 计数率减去仪器本底$\left(\frac{T-NSB}{B_0-NSB}\right)$。

2.正常值:$<20ng/ml$。

【临床意义】

正常人血清中 AFP 浓度一般在 $2\sim6ng/ml$,但由于许多疾病都会影响 AFP 浓度,特别是肝炎,因此 AFP 的正常值一般定在 $20ng/ml$ 以下,若测出值高于 $50ng/ml$ 时,要复检,若复检值仍高于 $50ng/ml$ 时,则要作动态观察。每周一次,如果测出值无明显变化,可排除肝癌;如果测出值升高很快,应怀疑肝癌。

【思考题】

1.简述免疫荧光反应的原理。

2.简述 ANA 检测的临床意义。

3.简述酶联免疫吸附实验的原理。

4.简述 AFP 检测的临床意义。

（裴　华）

第十一章 免疫细胞分离及检测技术

免疫细胞种类繁多,生物学特征各异。目前已建立的多种分离、纯化免疫细胞技术,主要依据细胞独特的表面标志、理化性状及黏附和吞噬能力等方面的差异而设计,可按不同实验目的及拟分离细胞的种类、纯度和数量等,选择具体方法。

1. 白细胞的分离

血液中红细胞与白细胞比例约为(600~1000):1,两类细胞比重(密度)不同,其沉降速度各异。

(1)自然沉降法:此法采集外周静脉血,肝素抗凝,由于红细胞沉降较快,可使白细胞与之分离。

(2)高分子聚合物加速沉降法:原理为:某些高分子聚合物(如明胶、右旋糖酐等)可使红细胞呈钱串状凝聚,加速其沉降,从而更易与白细胞分离。此法白细胞获得率比自然沉降法高,但其中的明胶法可使白细胞黏性增加,对实验产生一定影响。

2. 外周血单个核细胞的分离

外周血单个核细胞(peripheral blood mononuclear cell,PBMC)指淋巴细胞和单核细胞,是免疫学实验中最常用的细胞材料。人PBMC主要来源于外周血,其取材方便,含量丰富;实验动物(大鼠、小鼠)则大多从其脾脏或淋巴结组织中获得单个核细胞(MNC),用于体外实验。

红细胞和多形核白细胞密度约为1.092;淋巴细胞和单核细胞密度为1.075~1.090;血小板为1.030~1.035。因此,应用密度介于1.075~1.092、接近等渗的溶液(分层液)进行密度梯度离心,可使不同类别血细胞按其相应密度分布,从而被分离。

(1)聚蔗糖－泛影葡胺(ficoll-hypaque,F-H)密度梯度离心法:原理为:将聚蔗糖和泛影葡胺按适当比例混合,配制成密度为1.077的分层液(一般称为淋巴细胞分离液),将肝素抗凝全血叠加在分层液上,离心后形成不同层次液体和细胞区带,从而分离出PBMC。分离实验动物PBMC使用的分层液密度有所不同,大鼠为1.084~1.087,小鼠为1.080。

(2)Percoll密度梯度离心法:Percoll是经过聚乙烯吡咯烷酮(PVP)处理的硅胶微粒混悬液,为一种对细胞无毒、无刺激性的新型密度梯度离心分离剂。

① Percoll连续密度梯度离心法:原理为:Percoll混悬液的硅胶颗粒大小不一,经过高速离心后,使分层液形成一个从管底到液面密度逐渐递减的连续密度梯度,可将密度不等的细胞分离纯化。此法是纯化单核细胞和淋巴细胞的一种较好方法,但操作流程较长,步骤较繁复,试剂耗费亦较大。

② Percoll不连续密度梯度离心法:原理为:将Percoll原液和Hank's液配制成不同浓度分离液,并按浓度大小依次叠加至离心管中,形成不连续密度梯度分离液,可用于进一步分离PBMC悬液的各细胞组分。

3. 淋巴细胞的纯化与亚群分离

PBMC悬液主要含淋巴细胞,但一般还混杂有数量不等的单核细胞及少量粒细胞、红细胞和血小板。为获得高纯度淋巴细胞,可采用如下分离方法。

(1)去除红细胞:一般采用无菌蒸馏水低渗裂解法或 0.83% 氯化铵处理法。

(2)去除血小板:通过离心洗涤,即可去除 PBMC 中绝大部分混杂的血小板。某些疾病状态下,若外周血中血小板数量异常增多,可采用胎牛血清(FCS)梯度离心法去除 PBMC 中混杂的血小板。因 FCS 可让单个核细胞通过,而阻止血小板通过。

(3)去除单核细胞和粒细胞

① 黏附法:原理为:单核细胞和多形核白细胞具有黏附能力,通过 PBMC 与玻璃或塑料平皿的黏附作用,采集的非黏附细胞即为淋巴细胞。根据相同原理,亦可应用玻璃纤维或葡聚糖凝胶 Sephadex G-10 柱,清除发生黏附的细胞,洗脱液中主要是淋巴细胞。此法优点是简便易行,对细胞损伤极少;缺点是 B 细胞也有一定黏附能力,分离时将有所损失。

② 羰基铁粉吞噬法:原理为:单核细胞吞噬羰基铁粉后细胞密度增大,经聚蔗糖—泛影葡胺密度梯度离心,则单核细胞将沉积于管底而被去除。或在单核细胞悬液内加入羰基铁粉颗粒,待单核细胞充分吞噬羰基铁粉后,用磁铁将细胞吸至管底,上层液中即含较纯的淋巴细胞。

③ 苯丙氨酸甲酯法:原理为:苯丙氨酸甲酯(phenylalanine methyl ester,PME)具有亲溶酶体性质,能渗入细胞溶酶体内被水解为游离氨基酸,导致溶酶体因渗透压改变而破裂,所释放的酶类物质可引起细胞溶解。用该法可溶解含溶酶体的细胞,如单核细胞、粒细胞和纤维母细胞等。B 细胞和多数 T 细胞因缺乏溶酶体酶而不受影响。L-亮氨酸甲酯(L-leucine methyl ester)亦具有与 PME 相同的去除单核细胞的作用。

(4)淋巴细胞亚群的分离:淋巴细胞包括许多形态相似、表面标志和功能各异的细胞群和亚群。从淋巴细胞群体中选择性分离出均质性的特殊淋巴细胞群或其亚群,可用于研究相关细胞的结构、分化过程、生物学特性和功能等。根据细胞的表面标志、理化特性和功能等不同,可借助多种方法分离淋巴细胞亚群。

① 花环分离法:原理为:成熟的人 T 细胞表面表达绵羊红细胞(SRBC)受体,能与 SRBC 结合形成 E 花环,而 B 细胞则不能。经聚蔗糖—泛影葡胺分层液密度梯度离心,E 花环形成细胞因密度增大而沉积于管底,用低渗法裂解花环中的 SRBC,即可获得纯化的 T 细胞。B 细胞则可直接取自分层液的界面。

优点:方法简便易行;可大量分离 T 细胞;所获细胞纯度较高(95%~99%);可同时获得 B 细胞。缺点:E 花环形成后可能启动 T 细胞内信号传递,使 T 细胞活化。

② 尼龙棉柱分离法:原理为:B 细胞易黏附于尼龙棉纤维(聚酰胺纤维)表面,而 T 细胞则不易黏附,藉此可将 T 细胞与 B 细胞分离。优点:简便快速;无需特殊设备;淋巴细胞活性不受影响;所获 T 细胞纯度可达 90% 以上。缺点:尼龙棉柱可能选择性滞留某些 T 细胞亚群;尼龙毛黏附细胞(B 细胞和巨噬细胞)回收率低,且可能混杂有未洗尽的 T 细胞和死亡细胞。

③ 亲和板结合分离法:亦称洗淘法(panning)。直接结合法原理为:用特异性抗体包被塑料平皿或细胞培养瓶(板),表达特定表面抗原的细胞即与相应抗体结合而被吸附于平皿或培养瓶表面,悬液中存在不表达特定表面抗原的细胞。

间接结合法原理为:用羊(或兔)抗小鼠 IgG 抗体(第二抗体)包被平皿,预先与特异性单抗结合的淋巴细胞与之反应后,可发生吸附固定,从而被分离。根据相似原理,用特异性抗原(配体)包被塑料平皿或培养瓶(板),则可分离表达相应受体的细胞。上述方法中,被吸附的细胞亦可被洗脱,或从平皿表面刮下。

优点:可同时进行细胞的阳性分选和阴性分选,且所获细胞量较大。缺点:将吸附固定于亲和结合板上的细胞进行机械性分离或胰酶处理,可能损伤细胞膜,导致细胞活性降低;细胞受体与特异性抗原结合能激活细胞;采用间接结合法所获洗脱细胞,其表面带有抗原－抗体复合物,故可能对细胞功能产生一定影响。因此,亲和板结合分离法一般适合进行阴性分选。此外,由于 B 细胞、单核细胞及某些 T 细胞表面表达 Fc 受体,故所包被的抗体宜采用不含 Fc 段的$(Fab')_2$抗体片段,以免发生非特异性吸附。

④ 补体细胞毒分离法:原理为:抗体与表达特异性膜抗原的细胞结合后,可激活补体,通过补体依赖的细胞毒作用(CDC)而清除相应细胞,从而用于细胞阴性分选。优点:经适当处理,可清除 95% 的靶细胞;方法简单易行。缺点:由于所用 Ig(抗体)类别不同或靶细胞敏感性不同,CDC 效应各异,从而影响分离效率;补体血清中往往含非特异性胞毒成分,使用前应经筛选或吸收处理。

⑤ 流式细胞术分选法:流式细胞仪(flow cytometer,FCM)或称荧光激活细胞分类仪(fluorescent activated cell sortor,FACS)可快速、灵敏和高度自动化地对单个细胞进行多参数定量测定分析,从而可分选出用特异性荧光抗体标记的阳性细胞。优点:分离速度快、细胞纯度达 90%~100%、回收率高,所分离细胞可保持无菌,细胞结构和生物学活性不受影响。缺点:费用昂贵;当拟分离细胞在混合群体中含量过低时,耗时较长才能获得所需数量细胞。

⑥ 磁性激活细胞分离器(magnetic activated cell sorter,MACS)分离法:直接法原理为:将特异性抗体与磁性微粒交联,称为免疫磁珠(immune magnetic bead,IMB),其可与表达相应膜抗原的细胞结合;应用强磁场分离 IMB 及其所吸附细胞,从而对特定细胞进行阴性或阳性分选。间接法原理为:用羊(或兔)抗小鼠 IgG 抗体(第二抗体)包被磁性微珠,可与任何已结合鼠源性单克隆抗体(一抗)的细胞发生反应,从而对细胞进行分离。

近年开发了生物素(biotin)标记的单抗－亲合素(avidin)/链霉亲合素(streptavidin)-生物素结合磁珠(BAB 法)。利用生物素与亲合素间的高亲和力及生物放大效应,可增强 IMB 与靶细胞特异性结合,进一步提高分离效率。

MACS 优点为:所获细胞纯度高(93%~99%),获率可达 90%,活细胞率>95%;分离效果可与流式细胞术相媲美,但比后者省时且费用低,操作简单。缺点为:阳性分选中,抗体可导致细胞活化或细胞凋亡。

4.单核/巨噬细胞分离和收集

(1)用 PBMC 通过 Percoll 连续密度梯度离心法或平皿黏附法分离(阳性分选)可获取人外周血单核细胞(详见前述),但所得细胞数量较少。

(2)采用斑蝥敷贴法可以从组织渗出液中获得数量较多且较纯的巨噬细胞,亦无需作进一步分离。原理:用斑蝥酒精浸液刺激前臂内侧皮肤,诱发无菌性皮炎,从皮泡渗出液中获取来自皮下组织的巨噬细胞。缺点:对皮肤有一定损伤,或可引起局部感染,应慎用。

(3)以灭菌巯基乙醇酸盐(thioglycollate)肉汤培养基(或无菌液体石蜡)注入小鼠腹腔内,引起无菌性炎性渗出,从腹腔冲洗液中可获得大量巨噬细胞(>85%)。

实验 11　聚蔗糖—泛影葡胺密度梯度离心法分离外周血单个核细胞

【实验目的】

掌握外周血单个核细胞分离的原理及操作方法。

【实验原理】

PBMC 在体积、形状和比重等方面与外周血中的其他细胞有差异。红细胞和多核白细胞的比重分别为 1.093 和 1.092,而 PBMC 在 1.075~1.090 之间。因此,利用一种比重介于 1.075~1.092 之间的等渗分离液作密度梯度离心,可使血液中的各组分按不同密度重新分布。PBMC 因密度略低于分离液,主要位于分层液和血浆的交界面上,收集此层细胞,即可获得较高纯度的 PBMC。

【主要试剂与器材】

1. 淋巴细胞分离液(密度 1.077±0.001)、无 Ca^{2+}、Mg^{2+} Hank's 液(HBSS,pH7.2~7.4)或磷酸盐缓冲液(PBS)。

2. 肝素抗凝血。

3. 10% 胎牛血清(FCS)-RPMI-1640 培养液、2% 台盼蓝染液。

4. 15 ml 锥底离心管。

5. 血细胞计数板。

6. 水平离心机、显微镜。

【操作步骤】

1. 将肝素抗凝血用 HBSS(或 PBS)作 1 : 1 稀释。

2. 吸取分离液 4 ml 置 15 ml 离心管中,用吸管将稀释血液沿管壁缓慢铺于分离液面上,两者体积之比为 2 : 1(见图 3-11-1)。

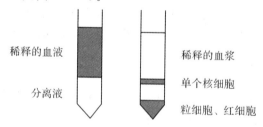

稀释的血液　　　　　　　　　　稀释的血浆

　　　　　　　　　　　　　　　单个核细胞

分离液　　　　　　　　　　　　粒细胞、红细胞

图 3-11-1　密度梯度离心前后细胞分布

3. 将离心管置水平离心机内,于室温条件下离心(2 000 r/min,20 min),无制动停转。经离心后,细胞分布如图 3-11-1 所示。PBMC 即位于血浆与分层液的交界面,呈混浊的灰白色层。用吸管轻轻插至该细胞层,沿管壁四周吸出界面层细胞,移入另一试管内。

4. 用足量 HBSS(或 PBS)洗涤 PBMC 2 次(1 500 r/min,10 min)。末次离心后,吸尽上

清。

5. 将细胞重悬于 10％ FCS-RPMI-1640 中,取样计数,并用 2％台盼蓝染液检测细胞活力,最后调整细胞至合适浓度。用本法分离的 PBMC 纯度可达 95％,其中淋巴细胞占 90％～95％,通常新鲜分离的 PBMC 活力应＞95％。

【注意事项】

1. 分离液应避光保存于 4℃,取出后置室温,并待其温度上升至 18～20℃。临用前混匀。整个分离过程应在室温条件下完成(血液、HBSS 和离心机等也应尽量保持在 20℃左右),以免影响分离效果。

2. 加稀释血液时,应叠加在细胞分层液上,不能搅混分离液面。

3. 稀释血液可降低红细胞的凝聚,提高 PBMC 的收获率,但有些实验如要求保留血浆成分,则不能稀释血液,如需保留自身血清则应采用脱纤维抗凝血,而不能用肝素抗凝血。

(4) 不同种属的 PBMC 的比重各不相同,如分离人的 PBMC 以 1.077 为最佳;小鼠为 1.088,大鼠为 1.087;马为 1.090,故不宜直接用比重为 1.077 的细胞分离液来分离动物的 PBMC。有时为提高 PBMC 的纯度和收获率,可适当调整分离液比重,调整方法可参考下列公式:

$$d_m = \frac{V_1 d_1 + V_2 d_2}{V_1 + V_2}$$

式中:d_m 为淋巴细胞分离液的比重;

d_1 为以蒸馏水配制的 9％的聚蔗糖溶液的比重,约为 1.020;

V_1 为该溶液的体积;

d_2 为以生理盐水配制的泛影葡胺溶液的比重,约为 1.20;

V_2 为该溶液的体积。

配制完成后,实测比重稍高于理论值时可加聚蔗糖溶液调整,反之可加泛影葡胺溶液调整,即可得到预期的分离介质。

(王永霞　常彩红)

实验 12　间接免疫吸附法 T 细胞亚群的分离

【实验目的】

掌握 T 淋巴细胞亚群的特征；

掌握免疫吸附法分离淋巴细胞的原理；

熟悉免疫吸附法分离淋巴细胞的操作步骤。

【实验原理】

将 T 细胞与针对某一 T 细胞亚群特异性表面抗原的鼠抗人单克隆抗体共同孵育，再置于预先包被有羊抗鼠 Ig 的平皿中。此时结合有鼠抗人特异性抗体的 T 细胞亚群将吸附在平皿中，而其他 T 细胞则不被吸附，由此可将某一 T 细胞亚群从 T 细胞群体中分离出来。

【主要试剂与器材】

1. 抗鼠 IgG 抗体、特异性鼠抗人 CD4 单抗。

2. 塑料平皿。

3. Tris-HCl 缓冲液(0.05 mol/L，pH 9.5)、PBS(0.15 mol/L，pH 7.2)。

4. 1% FCS-PBS、10% FCS-PBS、含利多卡因的 HBSS(4 mg/ml)。

5. 离心管、吸管、离心机、冰箱等。

【操作步骤】

1. Tris-HCl 缓冲液稀释羊抗鼠 IgG 抗体至 10 μg/ml，并将该稀释抗体(10 ml)加至塑料平皿内，使液体完全覆盖皿底，室温下孵育 40 min 或 4℃放置 24 h(该包被平皿可在 4℃存放 1～2 周)。临用前，吸出未被吸附的抗体溶液，并用 5% FCS-PBS(约 5 ml)洗平皿 3 次，加 10% FCS - RPMI-1640 5ml 于平皿内，置室温孵育 15min。

2. 用 PBS 将抗 CD4 单抗稀释至合适浓度，置 4℃备用。

3. 分离外周血 PBMC，用 E 花环技术分离 T 细胞，将 T 细胞悬液以 1200r/min 离心 10min，弃上清后加适量的抗 CD4 单抗，置冰浴 30min。

4. 取出后，加 5% FCS-PBS，洗涤 2 次，于 4℃离心(1 200r/min，10 min)，用 5% FCS-PBS(3 ml)重悬细胞。

5. 将 T 细胞悬液倒入上述经洗涤后的平皿中，立即置 4℃孵育 30 min，取出后轻摇 30s，再在同样条件下孵育 30 min。

6. 吸出平皿内未被黏附的细胞悬液至一离心管内，用 1% FCS-PBS 小心清洗液平皿 3 次，洗液一并移入离心管内，洗脱液内即富含 CD8[+] T 细胞。此为阴性选择法。

7. 如需分离吸附于皿底的 CD4[+] T 细胞则应继续用 1% FCS-PBS 洗平皿，直至平皿中不再留有未吸附的 CD8[+] T 细胞为止。

8. 在平皿内加入 5ml 含利多卡因的 HBSS(4 mg/ml)，室温静置 10～15 min，用吸管反复吹打直至黏附的细胞全部剥脱，用 HBSS 冲洗。将洗脱的细胞悬液移入另一离心管内即获得 CD4⁺ T 细胞。此为阳性选择法。

9. 分别将 CD4⁺ 细胞、CD8⁺ 细胞悬液以 1200 r/min 离心 10 min，用培养液重悬，取样计数并调整细胞至所需浓度，同时检测细胞活力（>95%），置 4℃ 备用。重复以上步骤可进一步提高分离细胞的纯度。

【注意事项】

1. 根据平皿底部的表面积适当调整细胞悬液的体积。

2. 采用无 Ca^{2+}、Mg^{2+} 的培养液，以尽可能减少抗体与固相基质的非特异性结合。

3. 抗体的效价往往因批号而异，故每换一个批号的抗体都应预先测定其最适使用浓度。

4. 洗脱未吸附的 CD4⁺ 细胞时，动作应轻柔，加液时沿平皿边缘缓慢滴入，然后轻轻吸出，避免将吸管直接触动皿底。

5. 从皿底洗脱分离的细胞由于已经特异性抗体刺激，可能成活化状态，在进行有关实验时应予以充分考虑。

（王永霞　常彩红）

实验 13　流式细胞术分离 T 细胞亚群

【实验目的】

掌握流式细胞仪的工作原理；

掌握 T 细胞亚群的特征；

了解流式细胞仪的操作。

【实验原理】

流式细胞术(flow cytometry)分离法是借助于荧光激活细胞分离器(fluorescence activated cellsorter,FACS)对免疫细胞及其他细胞进行快速准确鉴定和分类的技术。其基本原理为：在一组混合的细胞群中,加入特异的针对特定靶细胞表面分子的荧光素标记的单克隆抗体,这种特异的单克隆抗体与其相应的抗原靶细胞分子结合,形成荧光抗体标记的靶细胞；标记细胞通过 FACS 高速流动系统,细胞排成单行一个个地流经检测区进行测定。当每一个细胞通过仪器的激光束照射时,细胞上的荧光就会被相应的激光束激活并发出对应的荧光和散射光,通过光电倍增管即可检测到从细胞表面发出的荧光。根据测得的散射光(scattered light)可得到细胞大小及颗粒状态的信息；而荧光发射光(flourescence emissions)则反映了结合在细胞上的抗体信息,进而也就反映了该细胞表面相应分子的表达情况。

在流式细胞仪分离装置中,返回到计算机的信号,可用来产生一种电荷,这种电荷以特定准确的时间通过 FACS 的吸管孔,在与吸管孔的液体流相遇时,可将液体流打碎成只含一个细胞的微滴。含有电荷的微滴就会从主液体流中偏移,穿过一双极板。带正电荷的微滴被吸引至阴极,而带负电荷的微滴被吸引至阳极。以这种方式,特定的细胞亚群由于标记着不同的荧光抗体而带有不同的电荷,从而将目的细胞从混合的细胞群中分选出来。

【主要试剂与器材】

1. 人 T 细胞悬液。

2. 鼠抗人 CD4 单抗(或 CD8 单抗)。

3. FITC 标记的抗鼠 IgG 抗体(经 $0.22\mu m$ 无菌滤膜过滤除菌)。

4. 5% FCS-PBS(0.01mol/L,pH 7.4),高压灭菌。

5. FACS、微量加样器和无菌有盖小试管。

【操作步骤】

1. 将 T 细胞悬液(约含 1×10^8 个细胞)用 PBS 洗涤 3 次(1000r/min,10min),末次离心后,吸尽上清液。

2. 轻轻振摇试管,使细胞完全分散。加入适当浓度的抗 CD4 单抗(或 CD8 单抗) $200\mu l$,混匀,4℃反应 30min。

3. 取出试管,用 3～5ml PBS 洗细胞 3 次(1000r/min,10min)。

4. 轻摇试管,使细胞分散,并加入经稀释的 FITC 标记的抗鼠 IgG 200μl,混匀,置 4℃冰箱反应 30min。

5. 取出试管,用 3～5ml PBS 洗细胞 3 次(1000r/min,10min)后,加 3ml PBS 重悬,并将该细胞悬液移入专用的测试管内。

6. 选择好有关测定参数,调试好仪器,细胞上机分离。经分离后的 T 细胞亚群用 RPMI-1640 洗涤后,重悬于合适的培养液中,用于后续实验。

用流式细胞术分选目的细胞,其活力和纯度通常都大于 95%。

【注意事项】

1. 分离细胞前 1～2d,须用 75%乙醇灌注 FACS 的细胞流动管道,并用无菌生理盐水(或 PBS)反复冲洗。

2. 正式实验前,应分别测定一抗(抗 CD4 单抗)和二抗(FITC 标记的抗鼠 IgG)的最适使用浓度。

3. 每次离心后.应尽量使沉淀的细胞混匀,严格控制离心速度和时间(1000r/min,10min),以免细胞压积过紧而形成团块,如有细胞团块,应预先用尼龙筛网过滤除去,以免上机分离时堵塞管道。

4. 应尽可能在避光条件下制备细胞样品,且样品制备后最好立即上机分离,如不能及时分离,应用避光纸包裹后置 4℃冰箱,但放置时间不可过长,以免影响细胞活力。

（常彩红）

实验 14　　中性粒细胞吞噬功能检测

中性粒细胞是白细胞中数量最多的一种,约占血液白细胞总数的 $60\%\sim70\%$,在固有免疫应答中发挥重要作用。中性粒细胞具有活跃的趋化和吞噬功能,当病原体在局部引起感染时,它们可迅速穿越血管内皮细胞进入感染部位,对入侵的病原体发挥吞噬杀伤和清除作用。通过检测中性粒细胞的吞噬杀伤功能可判断中性粒细胞的功能状态。

【实验目的】

1.掌握中性粒细胞吞噬功能检测的实验原理。

2.熟悉中性粒细胞吞噬功能检测的操作方法。

【实验原理】

中性粒细胞具有吞噬细菌和其他颗粒性异物的能力,在体外将中性粒细胞和细菌或其他颗粒性异物共同孵育后,显微镜下可观察到中性粒细胞内吞噬有细菌或其他颗粒性异物,计数吞噬有细菌或异物颗粒的中性粒细胞占所计数中性粒细胞的百分比和每个中性粒细胞平均吞噬的细菌或异物颗粒数,可反映中性粒细胞的吞噬功能。

【主要试剂与器材】

1.待测样本　新鲜抗凝静脉血。

2.被吞噬物　表皮葡萄球菌。

3.肝素抗凝管　内含 25IU/ml 肝素 $20\mu l$。

4.主要试剂　试剂　肉汤培养基,琼脂,无菌生理盐水,甲醇,瑞氏-吉姆萨染液。

5.主要器材　恒温培养箱、水浴箱、显微镜、吸管、微量移液器,Tip 头,一次性采血针、血红蛋白吸管、载玻片等。

【操作步骤】

1.表皮葡萄球菌悬液

表皮葡萄球菌接种于 5ml 肉汤培养基中,置 37℃培养 12h 后取 0.1ml 用作细菌计数;

2.菌液计数

取 0.1ml 表皮葡萄球菌悬液,加肉汤培养基 0.9ml 稀释 10 倍,再取其 0.1ml,加肉汤培养基 0.9ml 再稀释 10 倍,同法稀释至 10000 倍/1ml,加入 75mm 平皿,再立即加入已融化的约 45℃ 20g/L 琼脂溶液 9ml 肉汤培养基,水平摇匀,使细菌均匀分布于琼脂溶液中,待琼脂凝固后倒扣平皿,置 37℃温箱中培养。待长出菌落后计数,每个菌落算一个细菌,再计算原菌液每 ml 细菌数。也可用比浊法测细菌数。

3.计算每 ml 细菌数,用生理盐水调整至 6×10^8 个细菌/ml,然后 100℃水浴 10min 杀死细菌,置 4℃备用。

4.采血

先后用碘酒和酒精棉签消毒受试者耳垂或左手无名指指端内侧皮肤,一次性采血针刺破皮肤,轻轻揉挤出血,用血红蛋白吸管吸取 $40\mu l$,置肝素抗凝管内混匀。

2.孵育

取 6×10^8 个/ml 表皮葡萄球菌悬液 $40\mu l$ 加入肝素抗凝全血中,轻摇混匀,置 37℃恒温培养箱孵育 30min,期间每 15min 摇匀一次。

3.制片

吸取沉淀于红细胞表层的白细胞悬液 $40\mu l$ 滴于载玻片的一端,推成薄涂片,晾干。

4.染色

将瑞氏染色液滴加于血涂片上染色 10min,加 PBS 轻轻吹打混匀,染 5min 后水洗,干燥,镜检。

【结果判定】

油镜下见中性粒细胞核和被吞噬的细菌染成紫色,胞质染成淡红色(图 5-1)。计数 200 个中性粒细胞,并分别计数吞噬细菌的中性粒细胞数和每个中性粒细胞吞噬的细菌数。

【计算公式】

$$吞噬率 = \frac{200\ 个中性粒细胞中吞噬细菌的细胞数}{200}\times100\%$$

$$吞噬指数 = \frac{200\ 个中性粒细胞吞噬的细菌总数}{200}$$

【注意事项】

1.所用器材要清洁,血涂片应薄厚均匀适中,避免过薄或过厚。

2.瑞氏染色时间不能过长,以免染色过重。

3.血涂片越接近尾部细胞数越多,计数时应取前、中、后三段计数,以提高准确率。

(常彩红)

实验 15　巨噬细胞吞噬功能测定

　　体内具有吞噬功能的细胞群称为吞噬细胞,按其形态大小分为两类:一类为小吞噬细胞,亦即中性粒细胞。另一类为大吞噬细胞即单核－巨噬细胞系统(mononuclear phagocytic system,MPS),包括血液中的大单核细胞及其进入各种组织后发育而成的巨噬细胞。当病原体或其他异物侵入机体时,由于巨噬细胞具有趋化性,可主动向炎症局部聚集,在接触到病原体或异物时,细胞膜凹陷伸出伪足包围异物,并发生胞吞作用,吞噬异物,形成吞噬体,吞噬体继而与溶酶体融合,形成吞噬溶酶体消化分解异物。

　　大吞噬细胞除能非特异性吞噬杀灭病原体、衰老死亡细胞及突变细胞外,还参与了特异性免疫应答过程中抗原的识别与递呈,生成多种细胞因子,参与迟发性变态反应和多种自身免疫性疾病的发生。小吞噬细胞以吞噬功能为主,发挥非特异性免疫防疫作用并参与机体的免疫应答、炎症损伤等。吞噬细胞的吞噬活动大体分为趋化、吞噬和胞内杀灭三个阶段,据此建立相应的检测方法。

【实验目的】

　　1.掌握巨噬细胞吞噬功能测定的原理及结果计算方法。
　　2.熟悉巨噬细胞吞噬功能测定的操作方法及应用。

【实验原理】

　　巨噬细胞具有较强的吞噬功能,能吞噬比细菌大的颗粒性异物,如鸡红细胞、白假丝酵母菌等,是机体重要的防护系统之一,吞噬实验可了解受试者巨噬细胞的吞噬功能。有资料表明,恶性肿瘤患者的吞噬百分率、吞噬指数均明显低于正常人,手术切除好转后可以上升。故本实验还可评价恶性肿瘤患者术后免疫水平的变化。

　　实验室常用比细菌大的细胞性抗原作为被吞噬颗粒,检测吞噬细胞的吞噬功能。检测原理是将受检者巨噬细胞与适量的颗粒性抗原混合,置 37℃温育一定时间,离心后取细胞涂片、染色、镜检,计算吞噬百分率和吞噬指数,即可估计病人巨噬细胞的体外吞噬功能。如果将鸡红细胞注入小鼠腹腔,腹腔中的巨噬细胞将会吞噬鸡红细胞,取小鼠腹腔液涂片、染色,镜下可见鸡红细胞被吞噬的现象。

　　临床上有用斑蝥敷贴法诱发人皮肤炎性渗出,收集含大量巨噬细胞的渗出液,与鸡红细胞共同孵育,计算吞噬百分率和吞噬指数,判断受检者巨噬细胞的吞噬功能。近年来也有用荧光球作吞噬颗粒的,可清晰地观察到巨噬细胞的吞噬现象。本实验采用向小鼠腹腔内注入鸡红细胞的方法检测巨噬细胞的吞噬功能。

【主要试剂与器材】

　　1.小鼠　昆明种或其他品系适龄、健康小鼠,雌雄皆可,体重 18～25g。
　　2.2%鸡红细胞悬液　鸡翼下静脉穿刺采血 1ml,加入 4ml Alsever 溶液,混匀,置 4℃保存备用(一个月内使用)。临用前取鸡血加 5～10 倍量的生理盐水洗涤 3 次,取沉淀红细胞,加适量生理盐水制备成 2%鸡红细胞悬液。

3.可溶性淀粉肉汤　称取 6g 可溶性淀粉加入 100ml 肉汤培养液中,制成 60g/L 淀粉肉汤溶液,混匀后煮沸灭菌备用。

4.75%乙醇、瑞氏－姬姆萨染液、生理盐水等。

5.器材　无菌注射器、试管、有齿镊、手术剪、载玻片、恒温水浴箱、显微镜等。

【操作步骤】

1.于实验前 3d,每只小鼠腹腔注射 60g/L 淀粉肉汤液 1ml,以诱导巨噬细胞渗出至腹腔。

2.实验时每只小鼠腹腔注射 2% 鸡红细胞悬液 0.5～1ml,轻揉其腹部,使悬液分散,此时巨噬细胞开始吞噬(注意掌握好吞噬时间,时间太长鸡红细胞可能被消化,时间过短则很难被吞噬)。

3.30min 后,每只小鼠腹腔注射生理盐水 2ml,轻揉腹部数次。

4.颈椎脱臼处死小鼠并仰卧固定,常规消毒腹部皮肤,并将腹部皮肤剪开,暴露腹膜。提起腹膜,剪开一小口,用毛细吸管收集腹腔液,其中富含巨噬细胞,滴一滴小鼠腹腔液于洁净载玻片上,涂片,晾干后甲醇固定 4～5min。

5.滴加瑞氏－姬姆萨染色液,染色 3min,流水轻轻冲洗,自然晾干,镜检。

【结果判定】

油镜下可见巨噬细胞核呈蓝色,被吞噬的鸡红细胞呈椭圆形,胞核蓝色,胞浆红色。慢慢移动玻片标本,仔细观察巨噬细胞吞噬鸡红细胞的过程:有的鸡红细胞(一个至多个)紧贴于巨噬细胞表面;有的巨噬细胞已将一至数个鸡红细胞,形成了椭圆形吞噬体;有的吞噬体已与溶酶体融合,鸡红细胞正在被消化,体积缩小呈圆形。计数 200 个巨噬细胞中吞噬鸡红细胞的巨噬细胞数及被吞噬的鸡红细胞的总数,计算吞噬百分率和吞噬指数。同时观察鸡红细胞被消化的程度。

鸡红细胞被消化程度分级:

Ⅰ级:未消化,鸡红细胞核清晰,着色正常。

Ⅱ级:轻度消化,鸡红细胞核模糊,核肿胀,着色淡。

Ⅲ级:完全消化,鸡红细胞核溶解,染色极淡。

【计算公式】

$$吞噬率 = \frac{200 \text{ 个巨噬细胞中吞噬鸡红细胞的细胞数}}{200} \times 100\%$$

$$吞噬指数 = \frac{200 \text{ 个巨噬细胞吞噬的鸡红细胞数}}{200}$$

正常参考值:吞噬率 61%～64%;吞噬指数接近 1。

【注意事项】

1.剖开小鼠腹腔时,剪刀头要向上,避免剪破腹腔血管。

2.腹腔液涂片应薄厚均匀适中,避免过薄或过厚。

3.流水冲洗玻片时避免水流过急,以免将贴附在玻片上的巨噬细胞冲洗掉。

4.小鼠腹腔注射时避免进针过深伤及内脏,导致血管破裂出血,影响结果。

5.主要掌握好吞噬时间,时间太长鸡红细胞可能被消化,时间过短则很难被吞噬。

【临床意义】

吞噬细胞功能的检测包括运动功能、吞噬和杀菌功能的检测,各种检测方法各存利弊,需根据不同情况选择合适的方法。有关吞噬细胞功能的检测具有一定临床意义,值得学习和应用。

单核巨噬细胞系统具有直接吞噬和杀伤病原体和肿瘤细胞的功能,还具有参与抗原加工、递呈免疫调节的重要作用,检测巨噬细胞吞噬功能对于判断巨噬细胞的功能,了解机体的特异性和非特性免疫状态有重要作用。巨噬细胞吞噬功能低下,主要见于原发和继发的吞噬细胞功能缺陷、胃癌、肠癌等多种肿瘤病,肿瘤病灶中浸润的巨噬细胞与肿瘤的扩散与转移呈负相关,检测这两个指标有助于判断机体抗肿的能力。

(常彩红)

实验 16　NK 细胞功能测定

自然杀伤(NK)细胞是一群异质性多功能的免疫细胞,约占淋巴细胞总数的 10%,NK 细胞具有抗肿瘤和抗病毒作用。NK 细胞具有细胞毒作用,无需抗原致敏,即可直接杀伤靶细胞,且不依赖抗体、补体即可杀伤肿瘤细胞或病毒感染细胞,具有抗肿瘤、抗病毒作用。杀伤作用早于其他效应细胞,是机体抗肿瘤、抗病毒的第一道防线。因此,发现增强 NK 细胞活性化合物,对免疫调节、抗肿瘤方面有重要的意义。如以人外周血单个核细胞或小鼠脾细胞作为 NK 细胞来源的效应细胞,与一定量相应靶细胞(人 NK 细胞敏感细胞为 K562 细胞,小鼠 NK 细胞敏感细胞为 YAC-1 细胞)作用,测定靶细胞被杀伤的情况即可判断 NK 细胞的杀伤活性。检测 NK 细胞活性的方法有很多,如核素释放法、酶释放法及流式细胞术等,本实验以核素释放法和酶释放法为例,介绍 NK 细胞杀伤活性的检测。

一、^{51}Cr 释放法

【实验目的】

1.掌握 ^{51}Cr 释放法检测 NK 细胞杀伤活性的实验原理。
2.熟悉 ^{51}Cr 释放法检测 NK 细胞杀伤活性的操作方法。

【实验原理】

^{51}Cr 释放法是将放射性核素 ^{51}Cr 标记的敏感靶细胞与 NK 细胞体外混合培养,靶细胞被破坏后,^{51}Cr 释放到培养液中,^{51}Cr 的释放量与 NK 细胞杀伤活性成正比,因此测定培养液上清的放射脉冲数(cpm)即可判断 NK 细胞的杀伤活性。

【主要试剂与器材】

1.待检细胞　人外周血单个核细胞或小鼠脾细胞悬液。
2.靶细胞　K562 细胞株或 YAC-1 细胞株。
3.主要试剂　RPMI-1640 培养液、^{51}Cr、1%NP-40、Hanks 液等。
4.器材　γ-计数仪、CO_2 培养箱、倒置显微镜、离心机、试管等。

【操作步骤】

1.制备 NK 细胞(效应细胞)悬液
常规分离人外周血单个核细胞或小鼠脾细胞,用 RPMI-1640 完全培养液调整细胞浓度至 5×10^6/ml,即可作为 NK 细胞的来源。

2.标记靶细胞
取对数生长期的靶细胞 K562 细胞株或 YAC-1 细胞株,Hanks 液洗涤 2 次,RPMI-1640 完全培养液悬浮细胞,调整细胞浓度至 4×10^6/ml,加入 ^{51}Cr 7400 kBq 混匀,置 37℃、5%CO_2 培养箱孵育 1h,用培养液洗涤细胞 3 次,每次 1000r/min,离心 10min,然后用 RPMI-1640 完全培养液调整细胞浓度至 1×10^6/ml 备用。

3.细胞毒实验

（1）自然杀伤组　于试管中加入效应细胞悬液 1ml、靶细胞悬液 0.1ml，置 37℃、5％ CO_2 恒温培养箱孵育 4h，1000r/min，离心 10min。

（2）自然释放组　以 1ml RPMI-1640 完全培养液代替效应细胞悬液加入标记的靶细胞悬液 0.1ml，置 37℃、5％CO_2 培养箱孵育 4h，1000r/min，离心 10min。

（3）最大释放组　以 1ml 1％NP-40 代替效应细胞悬液，加入标记的靶细胞悬液 0.1ml，置 37℃、5％CO_2 培养箱孵育 4h，1000r/min，离心 10min。

（4）以上各管分别吸出上清液 0.5ml 至另一清洁试管中，用 γ-计数仪测定放射活性（cpm）值。

【实验结果】

根据下式计算 ^{51}Cr 自然释放率和 NK 细胞活性：

$$^{51}Cr\ 自然释放率 = \frac{自然释放管^{51}Cr\ cpm\ 值}{最大释放管^{51}Cr\ cpm\ 值} \times 100\%$$

$$NK\ 细胞毒活性 = \frac{实验管^{51}Cr\ cpm\ 值 - 自然释放管^{51}Cr\ cpm\ 值}{最大释放管^{51}Cr\ cpm\ 值 - 自然释放管^{51}Cr\ cpm\ 值} \times 100\%$$

参考值：NK 细胞活性（自然杀伤率）：47.6％～76.8％。

【注意事项】

1.K562 细胞标记后，放置时间不宜超过 24h，因时间过长死亡细胞较多，自然释放数据不可靠。

2.效、靶细胞比例大于 100：1 时，结果不可靠，不宜采用。

3.实验时如细胞自然释放超过 20％则结果不可靠。

4.与效应细胞作用的靶细胞不能太少，且靶细胞的核素标记率不能太低，否则会增加实验误差。

5.本法灵敏、稳定、重复性好，但易造成核素放射性污染，对人体亦有损伤，操作时应注意防护，用过的试剂不能随便丢弃，应放在指定的位置。

二、乳酸脱氢酶(LDH)释放法

【实验目的】

1.掌握乳酸脱氢酶（LDH）释放法检测 NK 细胞活性的实验原理及应用。

2.熟悉乳酸脱氢酶（LDH）释放法检测 NK 细胞活性的操作方法。

【实验原理】

乳酸脱氢酶（LDH）是活细胞胞浆中的一种内含酶，在正常情况下，不能透过细胞膜。当效应细胞将靶细胞杀伤后，靶细胞膜通透性改变，LDH 可释放至介质中，释放的 LDH 在催化乳酸生成丙酮酸的过程中，使氧化型辅酶 I（NAD＋）变成还原型辅酶 I（$NADH_2$），后者再通过递氢体－吩嗪二甲酯硫酸盐（PMS）还原碘硝基氯化氮唑蓝（INT）或硝基氯化四氮唑蓝（NBT），形成有色的甲䐶类化合物，在 490nm 或 570nm 波长处有一高吸收峰，利用读取的 A 值，经过计算即可知 NK 细胞活性。

【主要试剂与器材】

1. 待检细胞 人外周血单个核细胞或小鼠脾细胞悬液。

2. 靶细胞 K562 细胞株或 YAC-1 细胞株。

3. LDH 底物溶液 取碘硝基氯化四氮唑蓝（NBT）4mg，氧化型辅酶 I（NAD＋）10mg，吩嗪二甲酯硫酸盐（PMS）1mg，加蒸馏水 2ml 溶解，混匀后取 1.6ml 加 1mol/L 乳酸钠 0.4ml，然后加 0.1mol/L pH7.4 PBS 至 10ml。

4. 主要试剂 RPMI-1640 培养液、1％NP-40、1mol/L 柠檬酸终止液等。

5. 器材 细胞培养板、CO_2 恒温培养箱、酶联检测仪、离心机、微量移液器、Tip 头、试管等。

【操作步骤】

1. 靶细胞制备

取培养 24～48h 的 K562 细胞株或 YAC-1 细胞株，洗涤 3 次，最后用完全 RPMI-1640 培养液调整细胞浓度至 1×10^5/ml，备用。

2. 效应细胞的制备

常规方法分离人外周血单个核细胞或小鼠脾细胞，洗涤 3 次，最后用完全 RPMI-1640 培养液调整细胞浓度至 1×10^7/ml。

3. 效—靶细胞作用

将效应细胞和靶细胞各 0.1ml(E/T＝100∶1)加入细胞培养板的板孔中，每份标本设 3 个复孔，同时设靶细胞自然释放对照组和最大释放对照组（0.1ml 靶细胞＋0.1ml 1％NP-40 液），1000r/min 离心 2min，置 37℃、5％CO_2 恒温培养箱中孵育 2h。

4. 酶促反应

取出培养物，吸取各孔上清 0.1ml 加于另一培养板孔中，置 37℃预温 10min，每孔加入新鲜配制的 LDH 底物溶液 0.1ml，室温避光反应 10～15min，每孔加入 1mol/L 柠檬酸终止液 30μl，终止酶促反应。

【结果判定】

结果计算：用酶联检测仪在 570nm 波长下读取各孔 A 值，并计算 NK 细胞活性。

【计算公式】

$$NK 细胞活性(\%)=\frac{实验组 A 值-自然释放对照组 A 值}{最大释放对照组 A 值-自然释放对照组 A 值}\times100\%$$

【注意事项】

1. 靶细胞和效应细胞必须新鲜，细胞存活率应大于 95％，一般要求靶细胞的自然释放率小于 10％。

2.吸取细胞培养液上清时操作宜轻柔,尽可能不吸动沉淀的细胞。

3.效靶比例将会影响实验结果,调整细胞浓度时应准确。

4.比色时环境温度应保持恒定,LDH 基质液应临用前配制。

【临床意义】

NK 细胞测定可反映机体免疫功能状况。

1.NK 活性降低见于恶性肿瘤患者、再生障碍性贫血和白血病前期、酒精性肝硬化、慢性肝炎、AIDS 和使用免疫抑制剂患者外周血中 NK 细胞活性都可降低,它反映了患者机体免疫应答功能的受损程度,还有助于观察治疗的效果及预后判断。妊娠期间 NK 细胞活性也可下降。

2.NK 活性升高在病毒感染早期、Down 综合征、器官或骨髓移植受者,以及免疫增强剂治疗的患者可出现 NK 活性升高。

（王永霞　常彩红）

第十二章　细胞因子的检测

白细胞介素-2(Interleukin,IL-2)是 T 细胞分泌的一种细胞因子,过去称之为 T 细胞生长因子(TCGF)。它能诱导带有 IL-2 受体的活化 T 细胞、B 细胞等发生增殖。人的 IL-2 不仅对人的淋巴细胞,而且对小鼠的淋巴细胞也有促增殖作用。因此可用小鼠胸腺淋巴细胞的增殖程度反映所测样品中人 IL-2 的水平。

实验 17　MTT 法检测白介素-2 (IL-2)

【实验目的】

掌握 MTT 法的实验原理;

掌握 IL-2 的生物学功能。

【实验原理】

MTT 是一种四唑盐,其水溶液为黄橙色。当小鼠胸腺细胞或 IL-2 依赖细胞受到 IL-2 作用后发生增殖活化,其胞内线粒体氧化酶活性相应升高,可氧化黄橙色的 MTT 为蓝色颗粒沉积在细胞内或细胞周围,经盐酸-异丙醇溶解后为蓝色溶液,可在酶标仪上 570nm 波长测定其 A 值,根据 A 值的大小计算反应体系中 IL-2 的含量。

【主要试剂与器材】

1. RPMI1640 营养液(RPMI1640 培养液加入 10％小牛血清,300μg/ml 谷氨酰胺,青霉素各 100U/ml)。

2. 5％小牛血清-Hank's 液。

3. 样品:待检 IL-2 样品,标准 IL-2 样品。

4. 指示细胞:小鼠胸腺细胞或 IL-2 依赖细胞株。

5. 96 孔平底培养板。

6. MTT　1mg/ml。

7. 酶标仪。

8. 二氧化碳培养箱。

9. 纯系小鼠,解剖器材,刀豆蛋白 A(ConA),75％酒精。

【操作步骤】

(1)用含 10％FCS 的 RPMI-1640 完全培养液洗涤 CTLL-2 细胞 2 次,每次 1000r/min,离心 5min。

(2)用含 10％FCS 的 RPMI-16A0 完全培养液调细胞浓度为 1×10^5/ml。

（3）将不同倍比稀释度的 IL-2 标准品及待测样品分别加入 96 孔培养板中，每孔 $100\mu l$，各设 3 个复孔，并同时设培养液对照。

（4）各孔内加入 CTLL-2 细胞悬液，每孔 $100\mu l$。

（5）置 $37℃$，$5\%CO_2$ 培养箱中培养 18～24h。

（6）各孔加入 MTT 溶液，每孔 $10\mu l$ 继续培养 4h。

（7）取出培养板，先从各孔中轻轻吸出 $100\mu l$ 上清液弃去。再加入酸化异丙醇 $100\mu l$，置室温 10～20min，吹打振荡，充分混匀，使 MTT-甲䐦产物充分溶解。

（8）用酶标仪分别测定各孔 A 值（波长 570nm，参考波长 630nm）。测定应在加入酸化异丙醇后 1h 内完成。

【结果判断】

1.每孔 A 值应取 3 复孔的平均值，最终各孔 A 值应为 $A_{570}-A_{630}$，再减去培养液对照孔 A 值。

2.按概率单位分析法计算 IL-2 活性单位以 log2［稀释度］为 X（横坐标），各稀释度对应的 A 值为 Y（纵坐标），在普通坐标纸上，分别绘制出 IL-2 标准品与待测样品两条回归曲线（如图 3-17-1）。

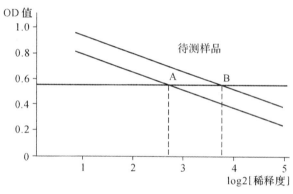

图 3-17-1　IL-2 标准品与待测样品两条回归曲线

3.经标准品最大 A 值一半处（即标准品 50% 最大 A 值处）的 A 点画一条平行于 X 轴的横线，由此产生相关于待测样品回归曲线的 B 点。

4.A 点与 B 点所对应的横轴上的值为 X，因 X=log2［稀释度］，则 A 点与 B 点对应的稀释度值为：稀释度=2X，求得稀释度。

样品 IL-2 活性单位采用下列公式计算：

$$待测样品 IL-2 活性（U/ml）=\frac{B 点对应的样品稀释度}{A 点对应的标准品稀释度}×标准品 IL-2 活性（U/ml）$$

也可以采用下列公式计算：

$$样品 IL-2 活性（U/ml）=\frac{B 点对应的样品稀释度}{A 点对应的标准品稀释度}×标准品 IL-2 活性（U/ml）$$

【注意事项】

1.IL-2 诱生剂浓度、细胞浓度、培养条件和诱生时间对 IL-2 诱生结果均有明显影响，应进行预实验确定最佳实验条件。

2.CTLL-2 细胞存活率应＞95％(细胞折光性好,形态饱满),CTLL-2 细胞要充分洗涤,因原生长培养液中含有 IL-2。

3. IL-2 标准品及待测样品从 1:2 开始至少 6 个倍比稀释度,加样时应从低浓度到高浓度顺序加入,且不可共用加样吸头。

4.加入 MTT 的最佳时间应为培养液对照(无 IL-2)孔细胞全部死亡时,一般时间是细胞培养至 18~24h。

5.加入酸化异丙醇后,应在 1h 内进行 A 测定。如果 1h 内无法测定,可将未加酸化异丙醇的 96 孔培养板暂时放入 4℃冰箱保存。测定前,取出置室温下数分钟,再加入酸化异丙醇进行 A 值测定。

【临床意义】

细胞因子(IL-2)主要由活化的 T 细胞产生,IL-2 水平的变化可以反映机体细胞免疫功能的改变,因此 IL-2 的活性测定可作为细胞免疫功能检测的指标之一。由于细胞因子种类众多,各种因子之间存在着复杂的网络调节,必须对多种细胞因子及其受体同时进行检测并观察其动态变化,然后对检测结果作综合分析才能做出正确判断。

【思考题】

1.IL-2 活性测定的方法有哪些?

2.IL-2 活性测定的临床意义是什么?

(常彩红)

实验 18　双抗夹心法检测肿瘤坏死因子(TNF)

【实验目的】

掌握 TNF 双抗体夹心 ELISA 法的检测原理；

熟悉双抗体夹心 ELISA 法的操作步骤。

【实验原理】

肿瘤坏死因子(TNF)检测法是应用标记抗 TNF 特异性抗体,根据抗原抗体反应的原理检测 TNF 的含量。常用的方法有 ELISA、RIA,以及 FIA 等。本实验主要介绍双抗体夹心 ELISA 法检测待测样品 TNF-α 含量。选用两株针对 TNF-α 分子不同位点的单克隆抗体,即 McAbl(包被抗体)与 McAb2(酶标抗体)。先用 McAbl 包被固相载体,使待测 TNF-α 与之特异性结合,然后加入辣根过氧化物酶(HRP)标记的 McAb2,则形成 McAbl-TNF-α-HRP-McAb2 复合物,再加入 HRP 底物,则酶催化底物显色。测定样品与标准品 A 值,绘制标准曲线,即可从标准曲线中查得待测样品中 TNF-α 含量。

【主要试剂与器材】

1. 待测样品　可直接来自体液标本或通过体外 LPS 诱导的巨噬细胞培养上清。
2. 包被抗体　抗 TNF-α 单抗(McAbl)。
3. 酶标抗体　HRP 标记的抗 TNF-α 单抗(McAb2)。
4. TNF-α 标准品。
5. 包被液、稀释液、底物缓冲液、底物液(显色液)、终止液等。
6. 96 孔酶标板、酶标仪、495nm 滤光片、刻度吸管、毛细吸管、加样器(头)、水浴箱等。

【操作步骤】

1. 包被　将用包被液稀释的 McAbl 加入 96 孔酶标板,每孔 100μl,置 37℃ 孵育 2h 后再移置 4℃ 过夜(16～72h)。
2. 洗涤　倾去 96 孔酶标板孔的包被液,用洗涤液加满各孔,置室温 3min,然后倾去。如此反复洗涤 3 次。
3: 加样(均设双复孔)
(1)将已知含量的 TNF-α 标准品用稀释液作倍比稀释后,分别加入第 1～7 孔,每孔 100μl,按浓度从低到高的顺序依次加样。
(2)第 8 孔加入待测样品,每孔 100μl;第 9 孔加入阴性对照血清(未免疫小鼠 IgG),每孔 100μl;第 10 孔为空白对照(稀释液),每孔 100μl。
4. 加样后,置 37℃ 孵育 1～2h,洗涤 3 次,方法同前。
5. 各孔加入 HRP 标记的 McAb2(用稀释液作适当稀释,其稀释度根据预实验结果而定),每孔 100μl;置 37℃ 孵育 1～2h,洗涤 3 次,方法同前。
6. 显色　各孔加新鲜配制的 ABTS 显色液(或 OPD-H_2O_2 显色液),每孔 100μl,置室温或 37℃下避光反应 15～30min。

7.终止反应　各孔加入终止液(2mol/L H$_2$SO$_4$。),每孔 50μl。

8.测定 A 值　用酶标仪,以波长 495nm 测定各孔 A 值。

【结果判定】

1.空白对照及阴性对照孔应无色,各阳性孔呈现棕黄色,且 TNF-o 标准品各孔呈明显颜色由浅到深梯度。

2.绘制标准曲线　以标准品 TNF-α 含量为横坐标(X),相应 A 值为纵坐标(Y),在普通坐标纸上绘制标准曲线。

3.根据待测样品孔所测得的 A 值,在标准曲线上查得样品中 TNF-α 含量。

【注意事项】

1.血清或血浆中残存的凝块或红细胞须经离心去除,勿用溶血或血脂过高的血清检测 TNF-α 含量。

2.待测样品在 2～8℃可放置 3 天,超过 3 天者应放入－20℃或－70℃冰箱,且避免反复冻融,最好分装保存。

3.TNF-α 标准品的质量直接影响待测样品结果的准确性,应注意商品试剂盒中的标准品可随时间延长而效价降低。

4.分别用加样器头吸取各份标本,避免相互交叉使用。

5.叠氮钠(NaN$_3$)对辣根过氧化物酶有灭活作用,在本实验系统中应避免使用。

6.底物显色液应临用前配制,置 4℃避光保存;H$_2$O$_2$ 应置 2～8℃,保存 6 个月以内。

【思考题】

L.TNF 的免疫学测定方法有哪些?

2.TNF 免疫学检测法测定结果的影响因素有哪些?

3.根据 TNF 的生物学活性,设计其生物学活性测定方法。

(常彩红)

第十三章　免疫自动化免疫检测技术

实验 19　流式细胞技术

【实验目的】

掌握流式细胞术检测法的基本原理；

了解流式细胞术检测结果的分析。

【实验原理】

流式细胞仪(flower cytometer,FCM))是一种能够探测和计数以单细胞液体流形式穿过激光束的细胞检测装置,是分离和鉴定细胞群及亚群的一种强而有力的应用工具。在该仪器上进行上述工作的技术称为流式细胞术。

流式细胞仪检测到的细胞参数包括散射光信号和荧光信号两类,散射光可分为前向散射光(forward scatter light,FSC)和侧向散射光(side scatter light,SSC)。前向散射光信号强弱可以反映细胞的大小,对同种细胞群体随着细胞截面积的增大而增大。侧向散射光可反映细胞内部精细结构的颗粒性质的有关信息。流式细胞仪通过荧光标记单克隆抗体,还可同时检测单个细胞上的 3 至 4 种甚至更多种类的荧光。所以,同时用几种不同特异性的荧光标记单克隆抗体染色后,可在单个细胞上同时检测多种细胞表面分子或胞内蛋白分子的表达。

在流式细胞仪分离装置中,返回到计算机的信号,可用来产生一种电荷,这种电荷以特定准确的时间通过 FCM 的吸管孔,在与吸管孔的液体流相相遇时,可将液体流打碎成只含一个细胞的微滴。含有电荷的微滴就会从主液体流中偏移,穿过一双极板。带正电荷的微滴被吸引至阴极,而带负电荷的被吸引至阳极。以这种方式,特定的细胞亚群由于标记着不同的荧光抗体而带有不同的电荷,从而将目的细胞从混合的细胞群中分拣出来。

【主要试剂与器材】

1. 待检标本肝素抗凝人全血。

2. 荧光素标记单克隆抗体,含有 A、B 两种四色抗体。A:CD3 FITC/CD8 PE/CD45 PerCP/CD4 APC,鉴别 T 淋巴细胞亚群的免疫表型。B:CD3 FITC /CD16＋56 PE/CD45 PerCP/CD19 APC,鉴别 T 淋巴细胞、NK 细胞、B 淋巴细胞的免疫表型。

3. 试剂 C:红细胞裂解液,裂解红细胞,利于分析外周血白细胞。

4. 仪器流式细胞仪。

【操作步骤】

1. 样品准备

(1)标本采集

EDTA 抗凝的静脉血 2ml,标本采集后 6 h 内进行染色分析。检测的外周血白细胞浓度在 $3.0\times10^3\sim10.0\times10^3$ 个/μl。（若高于 10.0×10^3 个/μl,则需稀释血标本;若低于 3.0×10^3 个/μl,则需增加标本量或分离白细胞)

(2)样品处理

①取 2 只 FALCON 管加对应荧光抗体 20μl 和抗凝血 100μl,涡漩振荡数秒;

②避光室温放置 20min;

③加 $1\times$溶血素 2ml,涡旋振荡数秒;

④避光室温放置 15min;

⑤离心,1000r/min×5min、室温;

⑥弃上清后加 2ml PBS,涡旋振荡数秒;

⑦离心,1000r/min×5min、室温;

⑧弃上清后加 0.5ml PBS,准备上机。

⑨加入 0.5ml 1%甲醛溶液固定细胞,混匀,24h 内上流式细胞仪分析。(若细胞染色后立即上流式细胞仪分析,则不需要用甲醛液固定,用 0.5ml PBS 洗液重悬细胞即可上机分析)。

2. 仪器操作(以 FACSCalibur 流式细胞仪为例)

(1)开机程序

①检查仪器鞘液桶和废液桶。

②打开流式细胞仪。

③气压阀置于加压位置,并排除管路中气泡。

④打开电脑。

⑤等待机器预热 5～10min 后可开始实验。

(2)仪器校验和分析参数设置程序(FACSComp 操作程序)

CaliBRITE Beads 的准备:

①在装有 1ml 鞘液的 FALCON 管加一滴充分混匀 CaliBRITE Beads,并标上 unlabeled;若配有双激光做四色,则须在 unlabeled 管中再加一滴 APC-beads;

②在另一装有 3ml 鞘液的 FALCON 管加入 unlabeled-、FITC-、PE-、PerCP 和 APC-beads(若做四色)各一滴,混匀,在管壁上标上 mixed(PerCP 不很稳定,最好在上机前加入);

③避光放置,准备上机。

软件环境的设置

①从苹果菜单进入,选择 FACSComp 软件;

②在 Sign In 视窗中填入下列信息:操作者、机构、实验室主任(操作者是必须填入的,计算机将保存这些信息),点击 Accept;

③进入 Setup 视窗,在 Assay Selection 中,选择你需要的 Assay:Lyse/Wash、Lyse/No

Wash 或 HLA-B27 Calib;在 CaliBRITE Beads Lot Ids 中,根据每一种 beads 所对应的编码输入 Lot ID;在 Automatic Saving Options 中,你可以选择自动保存或不保存 Summary Report,你可以通过单击 Location 来更改文件名以及保存的位置;最后在 Setup 视窗的右下角点击 Run。

Beads 的检测

①将功能键放在 RUN 的位置,流速设成 HI,将混匀的标有 unlabeled 的试管放在支撑架上,点击 Start,开始调节 PMT,如软件在 unlabeled 试管中测到 APC-beads,则在 PMT 调节完后,马上进行时间延迟的调校;如果调试成功,会出现"Time Delay Calibration was successful",然后直接进入补偿视窗;如果调试不成功,你有 5s 的时间决定是再试一次,还是重复开始的 PMT 调节,或是继续到下一步调节补偿;若你在 5s 内还没有决定,软件自动进到补偿的视窗。如果你在时间调校失败的基础上继续补偿的调节,那么你所得到的 FL3－％FL4 和 FL4－％FL3 的值会有较大的变化;

②在支撑架上换成混匀的标有 mixed 试管,点击 Start,开始调节补偿,补偿调试成功后,FACSComp 自动进行灵敏度调试,点击 Start,开始调试灵敏度;调试完成后,软件计算结果,并将所有的结果都保存于 Calib File 或 Calib File. LNW 中,同时给出 Summary Report;

③从支撑架上移走装有 beads 的试管,换上蒸馏水,并将功能键换成 STAND BY。

(3)仪器操作程序

①从苹果菜单进入,选择操作软件;

②顺序输入样本姓名,点击 Run Tests,得到分析结果。

(4)关机程序

①用 4ml 10％漂白剂作样品,将样品支撑架置于旁位,以外管吸入 2ml。

②将样品支撑架置于中位,以 HI RUN 5min,使内管吸入 2ml。

③将样品换成蒸馏水重复①－②步骤。

④放置盛有 1ml 蒸馏水的试管于样品支撑架上。

⑤选择 Standby 模式 10min。

⑥关闭电脑,再关掉仪器。

(5)维护保养

每日保养

①用 4ml 10％漂白剂作样品,将样品支撑架置于旁位,以外管吸入 2ml。

②将样品支撑架置于中位,以 HI RUN 5min,使内管吸入 2ml。

③将样品换成蒸馏水重复 1－2 步。

④放置盛有 1ml 蒸馏水的试管于样品支撑架上。

⑤选择 Standby 模式 10min。

⑥关闭电脑,再关掉仪器。

【结果分析】

流式细胞仪分析后,自动分析报告淋巴细胞亚群的百分率和 CD3$^+$CD4$^+$ / CD3$^+$CD8$^+$

比值(图 3-19-1～3-19-4)。

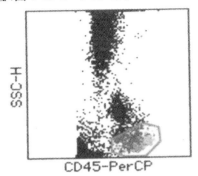

图 3-19-1　CD45/SSC 设门散点图

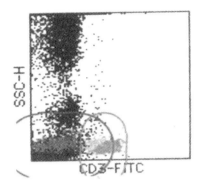

图 3-19-2　CD3$^+$/SSC 设门散点图

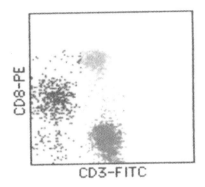

图 3-19-3　CD3$^+$/ CD8$^+$ 散点图

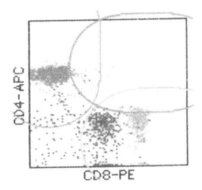

图 3-19-4　CD8$^+$/CD4$^+$ 散点图

(裴　华　常彩红)

实验 20　酶联免疫自动化分析技术

酶联免疫自动分析技术是基于 ELISA 酶免实验的原理，将自动化进板、孵育，加试剂，洗板，读数、出报告等步骤集于一体。酶联免疫自动分析仪正是在这样的基础上应运而生的，其主要的特点是完全自动的全过程控制功能，包括：实验室活动跟踪、程序化维护；动态实时质量控制；仪器系统全面跟踪记录；试剂批号与效期管理。系统能自动检测各模块系统的工作情况，并形成 TRACE 记录文件，有利于质控和回顾性调查。

【实验目的】

熟练掌握酶联免疫自动分析仪检测的原理；

学会结果判断，熟悉其应用范围及方法评价。

【实验原理】

采用双抗体夹心法检测血浆样品中人类免疫缺陷病毒 HIV 抗体，在微孔板中预包被高纯度基因重组 HIV 抗原，将其与样品中抗 HIV 抗体反应，加入辣根过氧化物酶（HRP）标记 HIV 抗原，形成抗体－抗原－酶标抗体复合物，加入四甲基联苯胺（TMB）底物作用显色。通过仪器自带酶标仪检测吸光度（A 值）从而判定样品中 HIV 抗体的存在与否。A 值的大小与待测抗原的量成正相关。

【主要试剂与器材】

1. 费米全自动酶联免疫分析仪（其内包含自动洗板机、酶标仪）；

2. HIV 微孔板；

3. HRP 标记 HIV 抗原；

4. 显色剂 A 液、显色剂 B；

5. 终止液；

6. 浓缩洗涤液：蒸馏水 1：20 稀释后待用。

【操作步骤】

1. 质控血清的制备。

2. 分离血清　将样本于 3000r/min 离心 10min。

3. 加样　将样本按顺序放于样本加样仪（AT2）上，点击电脑上预先编辑的程序，仪器完成自动加样，并加入阴、阳性对照血清及质控血清各 $100\mu l$，设置空白对照孔。加样仪将微孔板自动传输进全自动酶免分析的样本处理中心。

4. 孵育　$37\pm1℃$ 孵育 60min 后，洗板机自动洗涤 5 次。

5. 加入酶结合物　将 HRP 标记 HIV 抗原加入微孔板中，每孔 $100\mu l$ $37℃\pm1℃$ 孵育 30min 后，洗板机自动洗涤 5 次。

6. 加入底物显色　每孔按顺序加入显色剂 A、B 各 $50\mu l$（或 1 滴），$37\pm1℃$ 孵育 30min。

7. 终止反应　每孔加入终止液 $50\mu l$，以空白对照调零，于 450nm 处比色测 A 值。

8.仪器自动将结果传输到电脑。

9.质控曲线的绘制　用 Levey-Jennings 质量控制方法,绘制质控图。计算靶值,以($\pm 2s$)为警告线,以($\pm 3s$)为失控线,作出该批次试剂的质控图。

【结果判定】

1.正常情况下,阴性对照孔 A 值≤0.10。

2.正常情况下,阳性对照孔 A 值≥0.80。

3.阳性判定:样品 A 值≥临界值(CUTOFF)者为 HIV 抗体阳性(注意:初试阳性标本应重新取样进行双孔复试,复试阳性者应按"全国 HIV 检测管理规范"送 HIV 确证实验室进行确证实验)。

4.阴性判定:样品 A 值<临界值(CUTOFF)者为 HIV 抗体阴性。

5.临界值(CUTOFF)计算:临界值＝阴性对照孔 A 均值＋0.12。

(裴　华　常彩红)

主要参考资料

1. 王兰兰,吴建民. 临床免疫学与检验. 第四版. 北京:人民卫生出版社,2010.

2. 金伯泉. 医学免疫学. 第五版. 北京:人民卫生出版社,2008.

3. 刘辉. 临床免疫学与检验实验指导. 第三版. 北京:人民卫生出版社,2007.

4. 司传平. 医学免疫学实验. 北京:人民卫生出版社,2006.

5. 裘法祖,武忠弼,吴在德,龚非力. 现代免疫学实验技术. 第二版. 武汉:湖北科学技术出版社,2002.

6. 孙黎飞. 细胞免疫学实验研究方法. 北京:人民军医出版社,2009.